Klärungsorientierte Psychotherapie der histrionischen Persönlichkeitsstörung

Praxis der Psychotherapie von Persönlichkeitsstörungen
Band 3

Klärungsorientierte Psychotherapie
der histrionischen Persönlichkeitsstörung
von Prof. Dr. Rainer Sachse, Dipl.-Psych. Jana Fasbender,
Dr. Janine Breil und Dipl.-Psych. Meike Sachse

Herausgeber der Reihe:

Prof. Dr. Rainer Sachse, Prof. Dr. Philipp Hammelstein
und PD Dr. Thomas Langens

Klärungsorientierte Psychotherapie der histrionischen Persönlichkeitsstörung

von

Rainer Sachse, Jana Fasbender, Janine Breil und Meike Sachse

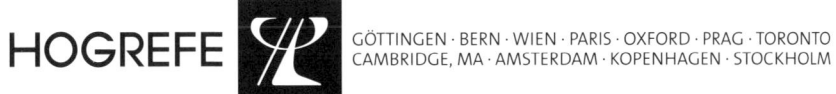

HOGREFE · GÖTTINGEN · BERN · WIEN · PARIS · OXFORD · PRAG · TORONTO
CAMBRIDGE, MA · AMSTERDAM · KOPENHAGEN · STOCKHOLM

Prof. Dr. Rainer Sachse, geb. 1948. 1969–1978 Studium der Psychologie an der Ruhr-Universität Bochum. Ab 1980 Wissenschaftlicher Mitarbeiter an der Ruhr-Universität Bochum. 1985 Promotion. 1991 Habilitation. Privatdozent an der Ruhr-Universität Bochum. Seit 1998 außerplanmäßiger Professor. Leiter des Institutes für Psychologische Psychotherapie (IPP), Bochum. Arbeitsschwerpunkte: Persönlichkeitsstörungen, Klärungsorientierte Psychotherapie, Verhaltenstherapie.

Dipl.-Psych. Jana Fasbender, geb. 1976. 1996–2001 Studium der Psychologie an der Ruhr-Universität Bochum. 2005 Approbation als Psychologische Psychotherapeutin. Seit 2005 psychotherapeutische Tätigkeit in privatpsychologischer Praxis in Bochum. Ausbildungskoordinatorin, Dozentin und stellvertretende Leiterin des Instituts für Psychologische Psychotherapie (IPP), Bochum. Arbeitsschwerpunkte: Klärungsorientierte Psychotherapie, Verhaltenstherapie.

Dr. Dipl.-Psych. Janine Breil, geb. 1976. 1995–2000 Studium der Psychologie an der Ruhr-Universität Bochum. 2001–2004 Weiterbildung zur Psychologischen Psychotherapeutin. 2002–2004 Wissenschaftliche Mitarbeiterin an der Ruhr-Universität Bochum. 2004–2007 Wissenschaftliche Mitarbeiterin an der Universität Heidelberg. 2007 Promotion. Seit 2005 Dozentin am Institut für Psychologische Psychotherapie (IPP) Bochum und Psychologische Psychotherapeutin.

Dipl.-Psych. Meike Sachse, geb. 1983. 2002–2008 Studium der Psychologie an der Technischen Universität Chemnitz. Seit 2009 Ausbildung zur Psychologischen Psychotherapeutin (Verhaltenstherapie). Seit 2009 Mitarbeiterin am Institut für Psychologische Psychotherapie (IPP), Bochum. Arbeitsschwerpunkte: Klärungsorientierte Psychotherapie, Persönlichkeitsstörungen.

Bibliografische Information der Deutschen Bibliothek

Die Deutsche Bibliothek verzeichnet diese Publikation in der Deutschen Nationalbibliografie; detaillierte bibliografische Daten sind im Internet über http://dnb.ddb.de abrufbar.

© 2012 Hogrefe Verlag GmbH & Co. KG
Göttingen · Bern · Wien · Paris · Oxford · Prag · Toronto
Cambridge, MA · Amsterdam · Kopenhagen · Stockholm
Merkelstraße 3, 37085 Göttingen

http://www.hogrefe.de
Aktuelle Informationen · Weitere Titel zum Thema · Ergänzende Materialien

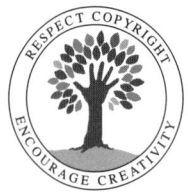
Umschlagabbildung: © Sandor Jackal – Fotolia.com
Druck: Druckerei Hubert & Co, Göttingen
Printed in Germany
Auf säurefreiem Papier gedruckt

ISBN 978-3-8017-2428-3

Inhalt

1 Einleitung

Klientinnen und Klienten mit einer histrionischen Persönlichkeitsstörung (HIS) sind in der ambulanten Praxis häufig und bereiten Therapeuten in aller Regel leichte bis massive Probleme: Die Klienten sind hoch manipulativ und Therapeuten können sehr leicht in interaktionelle Spiele verwickelt werden.

Die Störung ist stark ich-synton, wodurch die Klienten zu Therapiebeginn in aller Regel kaum Änderungsmotivation im Hinblick auf ihre histrionische Störung aufweisen.

Die Therapien mit Histrionikern sind in aller Regel sehr dynamisch und nie langweilig, fordern damit jedoch gleichzeitig vom Therapeuten eine schnelle Verarbeitung von Information und schnelle Reaktionen sowie eine hohe Handlungssicherheit: Ein Therapeut muss mit Tests umgehen können, mit Versuchen, ihn „in das System zu integrieren", mit Vermeidung, Dramatik, direkter Kontrolle u.ä.

Um eine effektive Therapie zu realisieren, brauchen Therapeuten also eine hohe bis sehr hohe Expertise. Dieses Buch soll die Wissensbasis dazu bereitstellen: Wir stellen ein psychologisch fundiertes Modell der histrionischen Störung dar. Hierbei unterscheiden wir zwischen erfolgreichen und erfolglosen Histrionikern. Außerdem gehen wir auf therapeutische Strategien zur Bearbeitung der relevanten Störungskomponenten ein. Wir erläutern, wie Therapeuten effektiv mit Tests umgehen können und wie sie verhindern können, vom Klienten manipuliert zu werden. Neben der theoretischen Erläuterung werden wir versuchen, die relevanten therapeutischen Elemente anhand von Transkripten zu veranschaulichen.

Wie schon im Buch über narzisstische Persönlichkeitsstörung wollen wir hier *nicht* einen Überblick über Theorien oder therapeutische Ansätze geben; vielmehr wollen wir hier den Ansatz der *Klärungsorientierten Psychotherapie* darstellen. Will der Leser sich über andere Ansätze informieren, dann empfehlen wir: Barnow, 2008; Beck et al., 2004; Blagar et al., 2007; Derksen, 1995; Emmelkamp & Kamphuis, 2007; Joines & Steward, 2008a, 2008b; Millon, 1996.

2 Histrionische Persönlichkeitsstörung: Konzept und Diagnostik

In diesem Kapitel geben wir einen Überblick über die Charakteristika der histrionischen Persönlichkeitsstörung; wir führen die Unterscheidung zwischen erfolgreichen und erfolglosen Histrionikern ein und stellen die klassischen diagnostischen Systeme dar.

2.1 Was sind Histrioniker: Eine Beschreibung der Störung im Überblick

Erfolgreiche Histrioniker sind Personen, die gern im Mittelpunkt stehen, die gut Geschichten erzählen können, die alles dramatisch ausschmücken und die „gute Shows machen". Meist sind sie gut bis auffallend gekleidet, geschminkt, oft haben sie eine hohe erotische Ausstrahlung *und immer sind sie dramatisch*. Sie „inszenieren sich" in hohem Maße selbst („Histrione" ist die Bezeichnung für Schauspieler im klassischen Rom).

Personen mit histrionischer Persönlichkeitsstörung sind oft übertrieben emotional. Wenn sie fröhlich sind, dann sind sie überschießend fröhlich, und wenn sie betrübt sind, dann sind sie zu Tode betrübt. Die Emotionalität wirkt manchmal auf Interaktionspartner unecht, nicht authentisch.

Personen mit histrionischer Persönlichkeitsstörung sind sehr kontaktfreudig und extravertiert. Sie gehen problemlos auf Menschen zu, nehmen Kontakt auf, sind gesellig, haben einen (sehr) großen Bekanntenkreis, unternehmen viel. Sie können schlecht allein sein, langweilen sich schnell, haben den Drang, immer etwas zu unternehmen: Nur action bringt satisfaction!

Histrioniker wollen von Interaktionspartnern vorrangig Aufmerksamkeit: Andere sollen sie wahrnehmen, hören, sehen, sie wollen eine (zentrale) Rolle im Leben anderer Menschen spielen. Oft *erwarten* sie von Interaktionspartnern auch, stark beachtet, respektiert, umsorgt etc. zu werden und reagieren beleidigt, wenn andere dies nicht in ausreichendem Maße tun.

Personen mit histrionischer Persönlichkeitsstörung sind hochgradig manipulativ. Sie verwenden vielfältige Strategien, um von Interaktionspartnern Aufmerksamkeit zu bekommen, um andere zu veranlassen, bei ihnen zu sein, sich zu kümmern usw. Dabei verwenden sie sogenannte „positive Strategien" wie z.B. schmeicheln, attraktiv sein, unterhaltsam sein, sexy sein usw. Sie verwenden aber auch sogenannte „negative Strategien" wie Jammern und Klagen, Symptome produzieren wie Kopfschmerzen, Herzschmerzen, Schwindel u.a. (vgl. Sachse, 2002, 2004a, 2007a).

Weisen Personen einen histrionischen Stil auf, kann dies eine echte Ressource und Quelle sozialer Kompetenz sein. Die Strategien führen dazu, dass man viel Kontakt hat, viel Aufmerksamkeit bekommt und dass man viele Wünsche in sozialen Interaktionen durchsetzen kann. Das Leben ist aufregend, unterhaltsam und spannend.

Ist aber eine starke Störung vorhanden, kann das Interaktionspartner nach einiger Zeit (massiv) nerven. Andere wenden sich ab und man erreicht oft das genaue Gegenteil von dem, was man will: Man ist isoliert, wird gemieden, bekommt nur noch wenig Aufmerksamkeit etc.

Folgende Aspekte erschweren die Therapie von histrionischen Persönlichkeitsstörungen:

- *Die Störung ist hoch ich-synton.* Daher attribuieren die Klienten ihre Beziehungsprobleme nicht auf sich, sondern auf andere. Entsprechend weisen die Klienten in der Therapie meist keine bis nur eine geringe Änderungsmotivation im Hinblick auf die histrionische Störung auf. Sie wollen ihre (Interaktions-)Kosten reduzieren, sehen aber nicht, dass sie sich selbst dazu ändern sollten. Oft ist ihre Intention: „Helfen Sie mir, meine Partner besser unter Kontrolle zu bekommen!" oder einfach: „Wasch mir den Pelz, aber mach mich nicht nass!" Therapeuten müssen konstruktiv mit dieser geringen Änderungs- und hohen Stabilisierungsmotivation umgehen können.
- *Wenn die Klient(inn)en in Therapie kommen, so tun sie das meist wegen Beziehungsschwierigkeiten.* Sie haben Stress mit Partnern, werden von Partnern verlassen, werden von Arbeitskollegen „gemobbt" usw. Und dies verleitet die Klienten in hohem Maße dazu, ihre (aktuellen) Probleme *external zu attribuieren*, also gerade ihre Interaktionspartner für ihre Probleme verantwortlich zu machen.
- *Die Klienten sind zu Therapiebeginn vor allem beziehungsmotiviert.* Sie wollen, dass Therapeuten ihnen eine Beziehung anbieten, die ihr Wichtigkeitsmotiv befriedigt; oft sind sie außer daran und an Stabilisierung an nichts Weiterem interessiert. Es macht daher zu Therapiebeginn überhaupt keinen Sinn, den Klienten therapeutische Maßnahmen oder gar „Manuale" anzubieten. Tun Therapeuten dies trotzdem, sabotieren die Klienten die Mitarbeit, was bei unerfahrenen Therapeuten oft zu Verärgerung und einer schnellen Verschlechterung der therapeutischen Beziehung führt.
- *Die Klienten verwickeln Therapeuten in Interaktionsspiele.* Sie fordern z.B. vom Therapeuten mehr Stunden, längere Stunden, Sondertermine, private Telefonnummer usw. und testen Therapeuten relativ oft. Sie reagieren kaum auf internalisierende Fragen und daher lassen sich relevante Schemata nur schwer klären; auf therapeutische Vorschläge gehen sie zu Therapiebeginn kaum ein und wenn doch, verhalten sie sich nicht compliant (d.h. sie arbeiten nicht mit). Alle diese Verhaltensweisen machen Histrioniker zu „schwierigen Klienten", mit denen unerfahrene und auch nicht speziell ausgebildete Therapeuten oft nicht angemessen umgehen können.

Aufgrund dieser Aspekte müssen Therapeuten über spezielle Strategien und Vorgehensweisen verfügen, um die Klienten zu erreichen und um konstruktiv mit ihnen arbeiten zu können.

2.2   Zur Definition der histrionischen Persönlichkeitsstörung

2.2.1   Unterscheidung verschiedener Untergruppen

Zur histrionischen Persönlichkeitsstörung gibt es deutlich weniger Forschungsliteratur und konzeptuelle Beiträge als zur narzisstischen Persönlichkeitsstörung (vgl. Crawford & Cohen, 2007; Fiedler, 1998; Millon, 1996; Sachse, 2002, 2004a, 2007a, 2007b).

Ganz ähnlich wie bei der narzisstischen Persönlichkeitsstörung gilt auch bei der histrionischen Persönlichkeitsstörung, dass man aufgrund genauer therapeutischer Analysen diese Störung in Untergruppen aufteilen kann: Wir unterscheiden zwischen dem Typ der *erfolgreichen Histrioniker* und dem Typ der *erfolglosen Histrioniker.*

> „Erfolgreich" bedeutet bei Histrionikern etwas anderes als bei Narzissten, da Histrioniker wichtigkeits- und nicht anerkennungsmotiviert sind. Während sich bei Narzissten „Erfolg" primär auf „Leistungserfolg" bezieht, bedeutet „Erfolg" bei Histrionikern, sich so zu verhalten, dass man geschätzt, wahrgenommen und respektiert wird, dass man Aufmerksamkeit erhält (also „sozialen Erfolg" hat) und entsprechend bedeutet „erfolglos", dass man solche Rückmeldungen weitgehend verfehlt.

Erfolgreiche Histrioniker verwenden sowohl positive als auch negative Strategien. In der Regel verfügen sie über eine Anzahl positiver Strategien, die sie flexibel einsetzen können; funktionieren diese nicht mehr, können sie auf negative Strategien (mit „hohem interaktionellen Impact") umschalten. So erreichen sie ihre Ziele, ohne Interaktionspartner zu stark oder zu nachhaltig zu verärgern. Daher haben erfolgreiche Histrioniker viele Freunde und Bekannte und haben auch immer (wenn auch wechselnde) Partner.

Erfolglose Histrioniker verwenden dagegen überwiegend bis ausschließlich negative Strategien, wodurch sie oft Partner und Freunde verprellen und langfristig sozial wenig erfolgreich sind. Die folgenden negativen Strategien machen erfolglose Histrioniker in Interaktionen schwierig:

• Sie jammern und klagen.
• Sie weisen Symptome der Depression in hochgradig manipulativer Weise auf.
• Sie nörgeln und kritisieren.
• Sie produzieren viele Symptome.
• Sie zeigen starke Co-Morbiditäten mit anderen Störungen, z.B. Somatisierung.
• Sie spielen in hohem Maße Interaktionsspiele, vorzugsweise „armes Schwein".

Die erfolglosen Histrioniker sind auch für Therapeuten besonders schwierig, insbesondere die, die als scheinbare „Jammer-Depressive" daherkommen: Sie reagieren auf keinen therapeutischen Vorschlag („das geht alles nicht"), jammern („mein ganzer Körper tut weh, ich kann es nicht mehr aushalten") und senden double-bind-Botschaften. Einmal: „Helfen Sie mir und tun Sie es schnell und effektiv!" Und: „Lassen Sie mich bloß mit Ihren Fragen und Vorschlägen in Ruhe."

Oft reagieren (untrainierte!) Therapeuten auf erfolglose Histrioniker stark aversiv: Sie fühlen sich sabotiert, blockiert, sogar „verarscht" und werden oft ärgerlich oder resignieren.

Therapeuten können leicht mit erfolglosen Histrionikern ein diagnostisches Problem haben, wenn sie sich ausschließlich am ICD oder DSM orientieren: Denn viele der Kriterien dieser Systeme treffen gar nicht auf erfolglose Histrioniker zu.

Unserer Erfahrung nach führt dies oft auch zu gravierenden Fehldiagnosen: So werden erfolglose Histrioniker manchmal als „Jammer-Depressive" diagnostiziert oder auch als „agitiert Depressive", was aber schnell zu gravierenden therapeutischen Fehlentscheidungen führen kann. Daher sollten sich Therapeuten u.E. nach nicht ausschließlich nach ICD oder DSM richten (vergleiche auch unsere Ausführungen im ersten Band dieser Reihe; siehe Sachse, Sachse & Fasbender, 2010), sondern eine Analyse nach dem Modell der Doppelten Handlungsregulation vornehmen.

2.2.2   Zur Biographie

Es gibt praktisch keine fundierten empirischen Ergebnisse zur Biographie von histrionischen Klienten. Wir können jedoch (mit aller gebotenen Vorsicht) einige Erfahrungen aus Therapien berichten.

Erfolgreiche Histrionikerinnen machen meist die (subjektive!) Erfahrung, von ihren primären Bezugspersonen nicht genügend Signale von Wichtigkeit zu bekommen: Sie haben den Eindruck, sie werden nicht beachtet, werden ignoriert, man kümmert sich zu wenig um sie, andere (z.B. Geschwister) erhalten mehr Aufmerksamkeit. (Wohlgemerkt: Man kann in Therapien nur noch den subjektiven Eindruck von Klienten erfassen, es ist unklar, wieweit diese Interpretationen objektivierbar wären!). Die Klienten entwickeln dann Strategien, um Aufmerksamkeit zu erlangen: In eher seltenen Fällen entwickeln sie solche Strategien durch Versuch und Irrtum; häufiger lernen sie an histrionischen Erwachsenen-Modellen (Tante, Nachbarin etc.); am häufigsten aber erhalten sie Hinweise von relevanten Bezugspersonen: Diese senden Informationen der Art: „Wenn du XY tätest, dann würde ich ..."; „es wäre toll, wenn du ..."; oder sie sehen, dass die Bezugspersonen das Verhalten von Freunden, Modellen aus dem Fernsehen etc. positiv kommentieren. Die Kinder lernen, so ist unser Eindruck, vorrangig Strategien dadurch, dass die Bezugspersonen ihnen welche nahelegen.

Dies gilt natürlich vor allem für positive Strategien (also solche, die die Bezugspersonen auch positiv bewerten), in gewissem Maße aber auch für negative Strategien: Erwachsene machen auch klar, dass man z.B. bei Kopfschmerzen geschont wird, dass man bei Krankheit besonders viel Zuwendung erhält. Also lernen die Kinder Schritt für Schritt Strategien, die in ihrem Kontext gut funktionieren und die sie somit langsam elaborieren: Sie lernen, was man erwartet, auf was Bezugspersonen reagieren und was man besser lassen sollte.

Und damit erscheinen ihnen die Strategien ganz „natürlich" und funktional und in keiner Weise als problematisch: Sie werden somit „ich-synton", ein Teil der Identität.

Erfolglose Histrioniker haben aber biographisch nicht so viel Glück: In ihrem Kontext funktionieren positive Strategien wenig oder gar nicht, da die Bezugspersonen nicht positiv darauf reagieren: Es sind oft Personen, die (so scheint es) stark egozentrisch sind und wenig Neigung haben, auf die Kinder einzugehen (bitte nicht vergessen: Es sind biographische Rekonstruktionen, keine Fakten!).

Den Kindern bleiben damit nur negative Strategien, um Aufmerksamkeit und Zuwendung zu erhalten: Die Produktion von Symptomen, Ängsten, Problemen. Doch hier sieht man manchmal einen Teufelskreis: Da solche Symptome für die meisten (nicht-soziophobischen Bezugspersonen) recht zwingend sind, reagieren diese zunächst darauf (und bekräftigen so die Strategien). Nach einiger Zeit haben dann aber die Personen davon „die Nase voll" und verhalten sich zunehmend weniger komplementär. Damit geraten die Kinder aber erneut in einen Deprivationszustand: Da sie aber nicht über Alternativen verfügen, bleibt ihnen nur die Strategie „mehr desselben": Sie verursachen noch mehr Probleme, woraufhin sich die Bezugspersonen eine Zeit lang wieder zuwenden, was das Verhalten der Kinder erneut bekräftigt, und wenden sich dann aber, noch stärker genervt, nach einiger Zeit wieder ab usw. usw. Damit bilden sich bei den Kindern

- immer stärker negative Strategien heraus,
- die immer löschungsresistenter werden.

Dies ist u.E. nach auch die Ursache dafür, dass es erfolglose Histrioniker gibt, die ihre ungünstigen Strategien über *sehr* lange Zeit aufrechterhalten, obwohl sie aktuell gar keine Bekräftigungen mehr dafür bekommen, im Gegenteil: Sie produzieren hohe Kosten, was sie aber nicht dazu veranlasst, ihr Verhalten zu ändern. Dieses scheinbar paradoxe Handeln liegt daran,

- dass die Klienten in ihrer Biographie lange Phasen von Frustration und Kosten gewohnt sind;
- dass sie lange hoffen, dass ihre Strategien irgendwann doch noch wirken, wenn sie sie nur stark genug realisieren;
- dass sie keine Alternativen haben, auf die sie zurückgreifen könnten;
- dass sie große Schwierigkeiten haben zu erkennen, dass die Strategien überhaupt das zentrale Problem sind.

Auf diese Weise stabilisiert sich das ungünstige Verhalten erfolgloser Histrioniker über die Zeit, die Klienten werden für Interaktionspartner mehr oder weniger „nervig" und sie bringen, darüber sollten Therapeuten sich völlig klar sein, dieses schwierige Interaktionsverhalten auch in die therapeutische Beziehung ein.

2.2.3   *ICD- und DSM-Kriterien: Definitionen erfolgreicher Histrioniker*

Die Definitionskriterien des DSM und der ICD beschreiben im Wesentlichen den *erfolgreichen* Typus von Histrionikern.

Das ICD-10 gibt folgende Kriterien für die histrionische Persönlichkeitsstörung an (F60.4):

1. Dramatisierung bezüglich der eigenen Person, theatralisches Verhalten, übertriebener Ausdruck von Gefühlen.
2. Suggestibilität, leichte Beeinflussbarkeit durch andere Personen oder Umstände.
3. Oberflächliche und labile Affektivität.
4. Andauerndes Verlangen nach Aufregung, Anerkennung durch andere und Aktivitäten bei denen die betreffende Person im Mittelpunkt der Aufmerksamkeit steht.
5. Unangemessen verführerisch im Erscheinen und Verhalten.
6. Übermäßiges Interesse an körperlicher Attraktivität.

Das DSM definiert folgende Kriterien für die histrionische Persönlichkeitsstörung: Ein durchgängiges Muster übermäßiger Emotionalität oder eines übermäßigen Verlangens nach Aufmerksamkeit; der Beginn liegt im frühen Erwachsenenalter und die Störung manifestiert sich in den verschiedensten Lebensbereichen; mindestens fünf der folgenden Kriterien müssen erfüllt sein:

1. fühlt sich unwohl in Situationen, in denen er/sie nicht im Mittelpunkt steht;
2. die Interaktion mit anderen ist häufig bestimmt durch ein übertrieben sexuell-verführerisches oder provokantes Verhalten;
3. zeigt schnell wechselnde und oberflächlich wirkende Emotionen;
4. nutzt durchgängig die eigene äußere Erscheinung, um die Aufmerksamkeit auf sich zu lenken;
5. hat einen übertrieben impressionistischen Sprachstil, der keine Details kennt;
6. liebt Selbstdarstellung und Theatralik sowie einen übertriebenen Ausdruck von Gefühlen;
7. ist suggestibel, d.h., leicht durch andere Personen oder Umstände zu beeinflussen;
8. hält Beziehungen gewöhnlich für intimer, als sie in Wirklichkeit sind.

Ähnlich wie bei der narzisstischen Störung, so sind auch bei der histrionischen Störung die DSM- und ICD-Kriterien sowie die Forschungsliteratur überwiegend auf den erfolgreichen Typus abgestimmt, auf Histrioniker(innen), die unterhaltsam, gutaussehend und sexy sind. Leider gilt das alles aber nicht für die erfolglosen Histrioniker(innen), die jammernd, nörgelnd, wenig sexy, eher nicht unterhaltend sind und viele psychische und körperliche Symptome produzieren. Wir wollen uns in diesem Buch trotzdem sowohl der erfolgreichen als auch der erfolglosen Variante der Störung widmen.

2.3 Empirische Ergebnisse

Wir wollen hier empirische Ergebnisse zur histrionischen Persönlichkeitsstörung darstellen: Ergebnisse zu den Charakteristika der Störung, zu Prävalenz und Geschlechtsunterschieden, zum Verlauf, zu Komorbiditäten und zur Entstehung.

2.3.1 *Charakteristika von Personen mit histrionischer Persönlichkeitsstörung*

In der empirischen Literatur werden folgende Charakteristika deutlich:
- hohe Attraktivität, v.a. bei histrionischen Frauen (Bornstein, 1999)

- ein abwechslungsreiches und unterstützenderes soziales Umfeld, v.a. bei attraktiven Frauen mit histrionischer Persönlichkeitsstörung (Bornstein, 1999)
- Selbstdramatisierung und emotionale Instabilität (Slavney, 1978) sowie übertriebene, labile, emotionale Reaktionen (Millon, 1996)
- starke Stimmungsschwankungen (Slavney, Breitner & Rabins, 1977; Slavney & Rich, 1980)
- hohe Extraversion (Süllwold, 1990)
- sehr niedrig Frustrationstoleranz (Millon, 1996)
- Suchen nach Aufregung (excitement) und schnelles Gelangweiltsein (Millon, 1996)
- ein kontinuierlicher Anstieg an Konflikten zwischen Partnern vom 17. bis 27. Lebensjahr (Chen, Cohen, Johnson, Kasen, Sneed & Crawford, 2004)
- Beeinträchtigungen in Rollenübernahme- und Perspektivenübernahme-Fähigkeiten sowie Mangel an Empathie (Standage, Bilsbury, Jain & Smith, 1984).
- ein niedrigeres Selbstbewusstsein, größere Unzufriedenheit in der Ehe und größere Bereitschaft zu außerehelichen Affären als die Kontrollgruppe (Apt & Hurlbert, 1994)
- Frauen mit histrionischer Persönlichkeitsstörung nutzen in höherem Ausmaß als Männer mit histrionischer Persönlichkeitsstörung die offenkundige „sexuelle Verführung", um histrionische Bedürfnisse in Beziehungen auszudrücken (Lilienfeld, van Valkenburg, Larntz & Akiskal, 1986; Stone, 1993)
- verdeckte Abhängigkeitsbedürfnisse (Bornstein, 1998). Im Gegensatz dazu finden Baker, Capron und Azorlosa (1996), dass Histrioniker höhere Werte als Dependente und vergleichbar hohe Werte wie Gesunde in Bezug auf Unabhängigkeit und Leistungsorientierung aufweisen
- Bei Klienten mit histrionischer Persönlichkeitsstörung gab es im Vergleich zur Kontrollgruppe Hinweise auf Defizite bzgl. Aufmerksamkeit, Gedächtnisleistung, Sprache, Abstraktionsfähigkeit und Verhaltensplanung (Burgess, 1992).
- Eine Grundüberzeugung von Patienten mit histrionischer Persönlichkeitsstörung ist, „dass sie nicht für sich selbst sorgen können" (Beck et al., 2004).
- Gemessen mit einem speziellen Test sind die für die histrionische Persönlichkeitsstörung relevantesten Dimensionen: Affektlabilität, Narzissmus und unsichere Bindung (Bagge & Trull, 2003).
- Es finden sich Hinweise auf Assoziationen zwischen histrionischer Persönlichkeitsstörung und höherer Ängstlichkeit sowie geringerer Vermeidung bei Jugendlichen (Nakash-Eisikowitz et al., 2002).

2.3.2   *Prävalenz und Geschlechterunterschiede*

Die Prävalenz der histrionischen Persönlichkeitsstörung wird in der Bevölkerung mit etwa 2% angegeben (2,1% bei Nestadt, Romanowski, Chalel & Merchant, 1990; 2% bei Grant et al., 2004). Möglicherweise muss bei der Erhebung der Prävalenzzahlen das Alter der Probanden berücksichtigt werden. So finden Cohen, Nestadt, Samuels, Romanowski, Mc Hugh und Rabins (1994), dass die Prävalenzrate von histrionischer Persönlichkeitsstörung in einer älteren Kohorte ($\geq$ 55 Jahre und älter) mit 2,2% geringer ist als mit 4,3% in einer jüngeren Kohorte (< 55 Jahre).

Die Prävalenzraten in klinischen Stichproben liegen mit 24% (Blashfield & Davis, 1993) deutlich über denen in der Allgemeinbevölkerung. Entsprechend finden auch Johnson, Bornstein und Sherman (1996), dass es mehr Menschen mit histrionischer Persönlichkeitsstörung bei ambulanten und stationären psychiatrischen Patienten gibt als unter College-Studenten oder Personen aus der Erwachsenenbildung („Community"-Erwachsenen). Teilweise liegen die Prävalenzzahlen sogar noch deutlich höher (44% bei Millon & Tringone, 1989; 63% bei Morey, 1988).

Während Nestadt et al. (1990) finden, dass die Prävalenz der histrionischen Persönlichkeitsstörung bei Frauen und Männern gleich hoch ist, besonders wenn strukturierte Interviews als Instrument benutzt werden, und auch andere Studien zeigen, dass es keine Geschlechtsunterschiede bzgl. der Häufigkeit der histrionischen Persönlichkeitsstörung in klinischen und nicht-klinischen Stichproben gibt (Hamburger, Lilienfeld & Hogben, 1996; Grant et al., 2004), lassen andere Studien erkennen, dass Frauen die Diagnose der histrionischen Persönlichkeitsstörung häufiger als Männer erhalten (Schotte, De Donker, Maes, Cluydts & Cosyns, 1993; Zimmermann & Coryell, 1989). Dies liegt möglicherweise daran, dass weibliche Verhaltensbeispiele von Klienten mit histrionischer Persönlichkeitsstörung als bessere Beispiele der Histrionik-Kriterien eingeschätzt und als repräsentativer für das Histrionik-Konstrukt angesehen wurden als männliche Verhaltensbeispiele. Deshalb rühren signifikante Unterschiede (in der Vergabe der Diagnose) evtl. von der weiblichen Geschlechter-Betonung der histrionischen Kriterien her (Sprock, 2000).

2.3.3   Verlauf

Zur Stabilität der Symptome vom frühen Jugendalter an liegen unterschiedliche Ergebnisse vor. Manche Studien finden, dass die Symptome der histrionischen Persönlichkeitsstörung normalerweise am stärksten in der frühen Jugendzeit ausgeprägt sind und dann mit der Zeit abnehmen (Bernstein, Cohen, Velez, Schab-Stone, Siever & Shinsato, 1993; Johnson, Cohen, Kasen, Skodol, Hamagami & Brook, 2000). Die Ergebnisse von Crawford, Cohen und Brook (2001) zeigen hingegen, dass für histrionische Klienten/Klientinnen typische Symptome über ein Intervall von 18 Jahren (von frühen Jugendalter bis ins frühe Erwachsenenalter) hoch stabil sind. Bei ca. 40% der Stichprobe wiesen die Patienten mit histrionischer Persönlichkeitsstörung im frühen Erwachsenenalter sogar ausgeprägtere Symptome als in der Jugendzeit auf.

Vom jungen bis zum mittleren Erwachsenenalter finden Seiverwright, Tyrer und Johnson (2002) eine signifikante Reduktion von histrionischen Merkmalen.

Dies könnte daran liegen, dass die Strategie der sexuellen Verführung abnimmt und die Patienten zu anderen manipulativen Verhaltensweisen „wechseln", die in der Studie nicht erfasst wurden.

2.3.4   Komorbidität

Bei der histrionischen Persönlichkeitsstörung finden sich auf Achse 1 des DSM-IV hohe Komorbiditäten mit:

- Major Depression (Corruble, Ginestet & Guelfi, 1996; Dyck et al., 2001)
  Entsprechend stellt nach Johnson, Cohen, Kasen und Brook (2005) der Anstieg an
  Histrionik-Symptomen in der Kindheit ein Langzeit-Risiko für Depression dar.
- Dysthymie (Pepper, Klein, Anderson, Riso, Ouimette & Lizardi, 1995)
  Bei Cohen & Cohen, 1996) lag die Komorbidität mit „Stimmungsstörungen" bei
  27-75%.
- Angststörungen (Blashfield & Davis, 1993)
  Bei Cohen und Cohen (1996) betrug die Komorbidität von histrionischer Persönlich-
  keitsstörung zu drei Alterszeitpunkten (13, 16 und 22 Jahre) mit Angststörungen
  sogar 65-92%.
  Es zeigt sich auch, dass Patienten mit Panikstörung und Patienten mit komorbider
  Panikstörung und Major Depression signifikante höhere Raten an komorbider
  histrionischer Persönlichkeitsstörung aufweisen als die Kontrollgruppe oder
  Patienten mit Major Depression alleine (Rost, Akins, Brown & Smith, 1992).
- Somatisierungsstörungen (Reich, 1987; Stern, Murphy & Bass, 1993)
  Auch die Prävalenzraten von histrionischer Persönlichkeitsstörung bei Klienten mit
  Somatisierungsstörungen sind hoch. Sie variieren zwischen 7,1 und 81,8% in ver-
  schiedenen Studien, vermutlich abhängig vom diagnostischen Instrument (Rost,
  Akins, Brown & Smith, 1992).
- Dissoziativer Störung (Boon & Draijer, 1993; Millon, 1994)
- Substanzabhängigen Störungen (22-25% bei Cohen & Cohen, 1996)

Zudem weisen nach Johnson, Cohen, Kasen und Brook (2006) Langzeitstudien auf einen Zusammenhang zwischen histrionischen Symptomen im Jugend- und jungen Erwachsenenalter und dem Risiko der Entwicklung einer Essstörung, wiederkehrender
Binge-Eating-Disorder und wiederkehrendem Purging-Verhalten während des
mittleren Erwachsenenalters hin.

Eine komorbide histrionische Störung kann außerdem das Suizidrisiko bei bipolaren
Störungen erhöhen. Nach Garno, Goldberg, Ramirez und Ritzler (2005) unternehmen
Klienten mit bipolarer Störung und komorbider histrionischer Persönlichkeitsstörung
signifikant häufiger Suizidversuche als Patienten mit bipolarer Störung ohne histrionischer Persönlichkeitsstörung.

Doch auch auf Achse 2 des DSM-IV finden sich Komorbiditäten. So weisen Patienten mit histrionischer Persönlichkeitsstörung signifikante Komorbiditäten mit der anti-
sozialen, der narzisstischen, der Borderline- und der dependente Persönlichkeitsstörung auf (Flick, Roy-Byrne, Cowley, Shores & Dunner, 1993; Johnson & Bornstein,
1992)

2.3.5   *Entstehung der histrionischen Persönlichkeitsstörung*

In der Literatur finden sich erste Hinweise, die verschiedene Aspekte betrachten. Zum
einen ist nach Bezirganian, Cohen und Brook (1993) mütterliche Überfürsorge („over-
involvement") mit einer späteren Diagnose einer histrionischen Persönlichkeitsstörung
im Jugendalter verknüpft. Bartholomew, Kwong und Hart (2001) vermuten, dass die
histrionische Persönlichkeitsstörung ihre Wurzeln in einem ängstlich-vermeidenden
Bindungsstil hat. Und nach Baker, Capron und Azorlosa (1996) weisen die Herkunfts-
familien von Klienten mit histrionischer Persönlichkeitsstörung ein hohes Ausmaß an

Kontrolle, intellektuell-kultureller Orientierung und niedriger Kohäsion auf (im Vergleich zu Familien von Klienten mit dependenter Persönlichkeitsstörung und einer gesunden Kontrollgruppe).

3 Störungstheorie – Ein psychologisches Modell der histrionischen Persönlichkeitsstörung

Wir möchten hier auf der Grundlage des Modells der Doppelten Handlungsregulation ein psychologisches Funktionsmodell der histrionischen Persönlichkeitsstörung darstellen und die dabei ausgeführten Aspekte auch als relevante diagnostische Merkmale betrachten. Im Anschluss an dieses Modell gehen wir auf weitere, spezielle Aspekte der histrionischen Persönlichkeitsstörung ein, um dann erfolgreiche und erfolglose Histrioniker genauer zu differenzieren.

Das Modell der doppelten Handlungsregulation (Sachse, 1999, 2001a, 2001b, 2002, 2004a, 2004b, 2006a, 2008a) beschreibt die Entstehung und die Aufrechterhaltung einer Persönlichkeitsstörung und nimmt zur Erklärung drei Ebenen an.

Auf der *Motivebene* findet sich als Kennzeichen einer spezifischen Persönlichkeitsstörung eine bestimmte Konstellation von bereits in der Kindheit frustrierten Beziehungsmotiven, die bei den erwachsenen Klienten weiterhin hoch in der Motivhierarchie stehen und die dadurch das Verhalten der Person fortwährend energetisieren.

Durch die in der Kindheit erlebten Frustrationen hat die Person Überzeugungen über sich und über Beziehungen entwickelt (Beziehungs- und Selbstschemata auf der *Schemaebene*). Diese stellen Negationen der Motive dar und implizieren, dass die Person ihre Motive nicht durch authentisches Verhalten erfüllt bekommt.

Die Lösung für das Dilemma (stark frustrierte Motive und Überzeugung, diese durch authentisches Verhalten nicht erfüllt zu bekommen) ist die sogenannte *Spielebene*. Das Kind lernt durch Versuch und Irrtum und durch Problemlöseverhalten, dass es durch bestimmtes, nicht authentisches (strategisches) Verhalten vom Motiv abgeleitete interaktionelle Ziele erreichen kann. Das Erreichen dieser Ziele verhindert eine Aktivierung der negativen Schemata und gibt der Person teilweise kurzfristig ein positives Gefühl, befriedigt aber letztendlich nicht die Motive der Person.

3.1 Motivebene

Auch die histrionische Störung ist durch charakteristische, hoch in der Motivhierarchie stehende Beziehungsmotive gekennzeichnet.

Personen mit histrionischer Persönlichkeitsstörung weisen insbesondere drei zentrale Beziehungsmotive auf:
- Das Motiv nach *Wichtigkeit*: Das Motiv, im Leben anderer Personen eine zentrale Rolle zu spielen, für andere Menschen eine positive Bedeutung zu haben, für andere Personen wertvoll und eine Bereicherung zu sein, ernst genommen zu werden, wahrgenommen zu werden, beachtet zu werden, gehört zu werden; ohne etwas dafür tun zu müssen.
- Das Motiv nach *Solidarität*: Das Motiv danach, von anderen Menschen Hilfe und Unterstützung zu erhalten, wenn man sie benötigt, und das Bedürfnis danach, Schutz zu erhalten; manchmal auch das Bedürfnis danach, dass andere sich kümmern.
- Das Motiv nach *Verlässlichkeit*: Das Motiv, eine verlässliche Beziehung zu haben, die bestehen bleibt, belastbar ist und nicht „gekündigt" wird.

Besonders bedeutsam und vorrangig ist dabei das Bedürfnis nach Wichtigkeit: Wichtigkeit wird dabei durch interaktionelle Ziele definiert, wie:
- Aufmerksamkeit erhalten,
- ernstgenommen werden,
- gesehen und gehört werden,
- respektiert werden,
- für andere eine irgendwie geartete Bedeutung haben,
- zugehörig sein.

3.2   Schemaebene

Personen mit histrionischer Persönlichkeitsstörung weisen dysfunktionale Selbstschemata und Beziehungsschemata auf, die durch die Frustration der zentralen Motive in der Biographie entstanden sind. Dysfunktionale Schemata nennen wir solche, die elementare, problematische Aussagen über die eigene Person oder über Beziehungen enthalten und der Person heute Kosten verursachen (vgl. Sachse & Fasbender, 2010; Sachse, Fasbender & Breil, 2009; Sachse, Breil & Fasbender, 2009).

3.2.1   *Selbstschemata*

Zentrale *Selbstschemata* sind:
- Ich bin nicht wichtig.
- Ich bin keine Bereicherung für andere.
- Ich spiele im Leben anderer keine Rolle.
- Ich habe anderen nichts zu bieten.
- Ich habe keine Eigenschaften, die von anderen geschätzt werden.
- Ich habe nichts, was andere anzieht.
- Ich bin langweilig.
- Ich bin uninteressant.

- Ich bin unattraktiv.
- Ich gehöre nicht dazu.

Manche Klienten weisen (aufgrund biographischer Erfahrungen) auch noch negativere Schemata auf, die wir als *Toxizitätsschemata* bezeichnen. „Toxizitätsschemata" sind solche, die Annahmen darüber enthalten, dass man als Person für andere in irgendeiner Form schädigend ist, also lästig, störend, beeinträchtigend oder wirklich schädlich. Die Klient(inn)en haben also den Eindruck, dass sie nicht nur „unwichtig" für andere sind, sondern definieren für sich eine Art „negative Wichtigkeit". So haben Klienten manchmal Schemata wie:

- Ich bin lästig für andere.
- Ich störe andere.
- Ich behindere andere.
- Ich schädige andere.
- Ich bin eine Belastung für andere.
- Ich bin eine Zumutung für andere.
- Ich habe negative Eigenschaften, die andere beeinträchtigen.
- Ich bin abstoßend.

Toxizitätsschemata erweisen sich als besonders dysfunktional und sollten vom Therapeuten auf alle Fälle identifiziert, geklärt und bearbeitet werden.

3.2.2   Beziehungsschemata

Zentrale *Beziehungsschemata* sind:
- In Beziehungen bekommt man keine Aufmerksamkeit.
- In Beziehungen wird man ignoriert.
- In Beziehungen wird man nicht respektiert.
- In Beziehungen wird man nicht ernst genommen.
- In Beziehungen wird man nicht gehört/gesehen/wahrgenommen.

Diese Selbst- und Beziehungsschemata machen Klienten allergisch und hypersensibel. Sie interpretieren alle Ereignisse, die sich so interpretieren lassen, als „ich werde ignoriert", „ich werde nicht beachtet", „man hört mich nicht" u.a., unabhängig davon, ob Interaktionspartner das wirklich so gemeint haben oder nicht. Und sie reagieren auf alles, was sie so wahrnehmen, allergisch, heftig.

Ein weiteres Schema lautet: *Beziehungen sind nicht solidarisch*. Es enthält Annahmen wie:
- Auf Partner kann man sich nicht verlassen.
- Wenn man Hilfe braucht, dann bekommt man keine.
- Partner sind nicht da, wenn man sie braucht.
- Wenn man angegriffen wird, erhält man keinen Schutz.
- Andere stellen sich gegen mich.
- Andere verbünden sich gegen mich.

Und auch:
- Niemand kümmert sich um mich.
- Ich werde im Stich gelassen.
- Keiner ist an meiner Seite.

Das dritte relevante Schema lautet: *Beziehungen sind nicht verlässlich*. Es enthält Annahmen wie:

• Beziehungen können jederzeit gekündigt werden.
• Beziehungen sind nicht belastbar.
• Beziehungen sind nicht tragfähig.
• Wenn ich mich nicht richtig verhalte, werde ich verlassen.
• Streit, Konflikte und Schwierigkeiten bedrohen die Beziehung.
• Nach einiger Zeit lösen sich Beziehungen eh auf.

3.3 Spielebene

Auf der Spielebene sind vor allem drei Komponenten zum Verständnis der histrionischen Persönlichkeitsstörung relevant:

1. Kompensatorische Schemata
2. Manipulative Strategien
3. Kosten

3.3.1 *Kompensatorische Schemata*

Kompensatorische Schemata sind solche, die dysfunktionale Selbst- und Beziehungsschemata kompensieren. So kompensieren normative Schemata im Wesentlichen dysfunktionale Selbstschemata und Regel-Schemata kompensieren im Wesentlichen dysfunktionale Beziehungsschemata (vgl. Sachse, Breil & Fasbender, 2009).

3.3.1.1 *Kompensatorische Norm-Schemata*

Personen mit histrionischer Persönlichkeitsstörung gehen aufgrund ihrer dysfunktionalen Schemata davon aus, dass sie ihre wesentlichen Beziehungsmotive nicht „einfach" so, also ohne, dass sie an Bedingungen und Anforderungen an ihre Person geknüpft wären, erfüllt bekommen, sondern dass sie nur durch *Handlungen* ihre Ziele erreichen. So bilden sie normative Schemata, die alle interaktionellen Ziele spezifizieren, die man durch Handlungen erreichen muss. Sie folgen also in hohem Maße den interaktionellen Zielen, die durch die normativen Schemata spezifiziert werden, die jedoch alle *Vermeidungsziele* sind. Manchen Zielen, wie z.B. „sei die Wichtigste", sieht man nicht sofort an, dass es sich um ein Vermeidungsziel handelt, betrachtet man es aber genauer, wird klar, dass der Superlativ dadurch zustande kommt, dass man das Schema „ich bin nicht wichtig" am besten dadurch „falsifiziert", wenn man „die *Wichtigste*" (und nicht etwa nur „wichtig") ist. Ziele, die Superlative enthalten, sind daher immer Vermeidungsziele. (Durch welche konkreten Handlungsstrategien die Klienten ihre Ziele umsetzen, ist aber eine Frage der Handlungsebene: Denn ein Ziel wie „sei die Wichtigste" kann im Prinzip durch sehr unterschiedliche Strategien umgesetzt werden, s.u.).

Personen mit histrionischer Persönlichkeitsstörung weisen normative Schemata auf mit Annahmen wie:

• Sei die Wichtigste!

- Stehe im Mittelpunkt!
- Versuche auf alle Fälle, Aufmerksamkeit zu erhalten!
- Belaste andere auf keinen Fall.

Es gibt auch normative Schemata, denen man den Vermeidungscharakter sofort ansieht, wie z.B.:

- Vermeide, ignoriert zu werden!
- Vermeide, nicht ernst genommen, nicht wahrgenommen o.ä. zu werden!

3.3.1.2 Kompensatorische Regel-Schemata

Personen mit histrionischer Persönlichkeitsstörung entwickeln kompensatorische Regel-Schemata, in denen sie Interaktionspartnern vorschreiben, wie man mit ihnen umzugehen hat. Solche Schemata sind z.B.:

- Partner (und Therapeuten!) haben mir uneingeschränkte Aufmerksamkeit zu geben!
- Partner haben mir deutlich zu machen, dass ich die Wichtigste (die Einzige) bin!
- Von Partnern erwarte ich uneingeschränkte Aufmerksamkeit (rund um die Uhr)!
- Andere müssen mich ernst nehmen.
- Andere müssen mir zuhören.
- Andere haben immer für mich da zu sein, mich zu unterstützen und sich um mich zu kümmern.
- Mir steht immer jegliche Form der Unterstützung zu.
- Andere müssen mir uneingeschränkt zur Verfügung stehen.
- Ich erwarte, dass man bei mir bleibt.
- In Beziehungen steht mir Respekt zu!

Auch hier enthält die Kontingenzebene der Schemata Annahmen darüber, welche Konsequenzen ein Interaktionspartner (berechtigterweise) zu erwarten hat, sollte er sich nicht an die Regeln halten.

Es ist wichtig, dass sich aus den Annahmen der Regelschemata „Ansprüche" und Erwartungen an Interaktionspartner ableiten und dass diese verbunden sind mit der Annahme, dass den Klienten solche Erwartungen zustehen, dass sie ein Recht darauf haben, diese Ansprüche zu stellen. Und daraus leitet sich psychologisch ab, dass es in den Klienten *Ärger* auslöst, wenn ein Interaktionspartner sich nicht an die Regeln hält.

Umgekehrt lässt sich daraus ableiten, dass ein Klient, wenn er sich über das Verhalten eines Interaktionspartners *ärgert*, er an dieser Stelle notwendigerweise eine Regel definieren muss. Falls sich ein Klient über das Handeln eines Interaktionspartners (oder des Therapeuten) *ärgert*, dann hat er auch eine Regel im Hinblick auf das Verhalten des Interaktionspartners.

Auch Regel-Schemata lösen hyper-allergische Reaktionen aus: Guckt z.B. ein Therapeut auf die Uhr und der Klient interpretiert dies als „der Therapeut gibt mir mangelnde Aufmerksamkeit", dann kann sein dysfunktionales Selbstschema „anspringen". Der Klient ist dann sehr schnell traurig oder enttäuscht.

Es kann aber auch (und auch gleichzeitig mit dem Selbstschema) das Regel-Schema „anspringen". Dann ist der Klient sehr schnell sehr wütend auf den Therapeuten, nach dem Motto: „Auch Sie ignorieren mich! Nicht mal von Ihnen erhalte ich Aufmerksamkeit (die mir zusteht)!" u.a.

3.3.2 Manipulative Strategien

Wir nehmen an, dass die manipulativen Strategien eine eigene Ebene der Handlungsregulation bilden, die wir als „Spielebene" (nach dem Begriff „Spiel" in der Transaktionsanalyse; vgl. Berne, 1963) bezeichnen. Die Handlungen auf dieser Ebene sind manipulative Interaktionsstrategien, im Wesentlichen Images und Appelle.

> Die histrionische Störung ist hoch manipulativ, möglicherweise ist sie neben der Borderline-Persönlichkeitsstörung die manipulativste aller Persönlichkeitsstörungen.

Man muss nach unseren Erfahrungen davon ausgehen, dass viele der von den Klienten angewandten manipulativen Strategien nicht bewusst angewandt werden: Die Klienten sind sich der Tatsache, dass sie manipulieren, gar nicht bewusst bzw. sie sind davon überzeugt, dass sie das Richtige tun oder etwas, was ihnen in hohem Maße zusteht. Daher haben viele Histrioniker kein Bewusstsein über manipulatives Handeln, oft glauben sie im Gegenteil sogar fest daran, dass sie Opfer sind und sich nur wehren. Aus diesem Grunde wirken konfrontative therapeutische Interventionen im Hinblick auf manipulative Strategien bei Histrioniker oft auch *besonders konfrontativ*. Ein kleiner Teil der histrionischen Klienten ist sich allerdings des manipulativen Charakters der Handlungen durchaus bewusst und diesen Klienten ist oft auch die interaktionelle Problematik des Verhaltens klar (vgl. Sachse, 1999, 2001b, 2004a, 2006a, 2007a, 2009; Sachse & Sachse, 2006).

3.3.2.1 Positive und negative Strategien

Personen mit histrionischer Persönlichkeitsstörung entwickeln positive sowie negative manipulative Strategien. Positive Strategien sind solche, die (zunächst einmal) auf Interaktionspartner positiv wirken, die aber keinen hohen „Impact" haben (Interaktionspartner können sie ignorieren). Negative Strategien sind solche, die für Interaktionspartner zwingend sind, die diese aber auch relativ schnell verärgern können.

Personen mit histrionischer Persönlichkeitsstörung entwickeln *positive Strategien* wie:
- unterhaltsam sein,
- interessant sein,
- attraktiv sein,
- sexy sein,
- erotische Ausstrahlung haben.

Und sie entwickeln *negative Strategien* wie:
- Symptome produzieren,
- Kontrolle ausüben,
- jammern und klagen,
- bedürftig und „arm dran" sein.

3.3.2.2 Images, Appelle und interaktionelle Spiele

Ein Image ist – wie der Name schon vermuten lässt – ein Bild, das die Person von sich beim Interaktionspartner schaffen möchte. Ein Appell ist eine zum Image passende Aufforderung an den Interaktionspartner, etwas Bestimmtes für die Person zu tun oder etwas zu unterlassen. Images und Appelle treten in typischen Kombinationen auf, die dann als komplexes interaktionelles Spiel bezeichnet werden (siehe zu den Images, Appellen und Spielstrukturen den ersten Band dieser Reihe: Sachse, Sachse & Fasbender, 2010).

Komplexe interaktionelle Spiele, die von Klienten mit histrionischer Persönlichkeitsstörung häufig gespielt werden, sind:

- Armes Schwein
  Ich bin arm dran, mir geht es total schlecht und das ist unerträglich.
  Ich kann mir nicht selber helfen.
  Hilf du mir!
  Sieh, wie schlecht es mir geht!
  Belaste mich nicht noch zusätzlich! Schone mich!
- Opfer der Umstände bzw. Opfer anderer Personen
  Die Umstände sind total ungünstig und schlecht für mich bzw. andere Personen behandeln mich schlecht. Das ist ungerecht.
  Ich kann für die Schwierigkeiten nichts.
  Bestätige die Ungerechtigkeit! Sag, dass ich keinen Anteil habe!/Exkulpiere mich!
  Solidarisiere dich mit mir!
- Immer ich
  Ständig treffen MICH negative Ereignisse, ich kann da aber gar nichts zu.
  Sieh und bestätige, dass es mir schlecht geht und dass ich benachteiligt werde!
  Geh vorsichtig mit mir um!
- Blöd-Spiel
  Ich weiß überhaupt nicht, wie XY gemacht werden muss, ich kann XY gar nicht machen.
  Du kannst das aber sehr gut.
  Mach du XY für mich!
- Dornröschen-Spiel
  Im Rahmen dieses Spiels werden eher dezente Images eingesetzt. Die Klienten verhalten sich passiv, ändern und initiieren von sich aus nichts. Dabei signalisieren sie, dass sie nichts tun können.
  Rette mich! Frag bzw. bitte mich noch mal!

3.3.2.3 Verfügbarkeit einfordern

Beliebte manipulative Strategien, mit denen Therapeuten schon zu Beginn der Therapie konfrontiert werden, betreffen den Punkt „Verfügbarkeit" und gehen auf ein Regel-Schema der Art „andere haben immer für mich da zu sein, mich zu unterstützen und sich zu kümmern" zurück. Die Histroniker

- fordern Sondertermine: Sie brauchen, da sie in Krisen kommen könnten, da es ihnen schlecht gehen könnte, da sie reden müssen u.a.m. Sondertermine vom Therapeuten (Zusatztermine, Abendtermine, Termine am Wochenende, …)
- fordern lange Termine: Die Termine müssen „nach hinten offen sein", im Bedarfsfall (z.B. Weinen) verlängert werden können, mal zwei Stunden dauern u.a.
- fordern Telefonnummern: Die Klienten müssen in der Lage sein, den Therapeuten zu erreichen, wenn es ihnen mal schlecht geht, also brauchen sie die private Telefonnummer des Therapeuten, die Handynummer u.a. Sie „rufen auch nur im Notfall an", aber es würde sie ja ungemein beruhigen.

> Als Therapeut muss man sich aber klar machen: Das Prinzip Verfügbarkeit ist ein „devil's principle". Gibt man den Klienten den kleinen Finger, nehmen sie die Fußnägel auch noch. Und die Strategie „ich rufe ja nur mal kurz an" ist eine „foot-in-the-door-technique". Macht der Therapeut hier den Klienten die Tür nur einen Spaltbreit auf, sind die Klienten drin. Daher gilt hier die *eiserne* Regel: „Principies obsta – wehre drastisch allen Anfängen!".

3.3.2.4 Dramatik

Ein herausragendes Merkmal der histrionischen Persönlichkeitsstörung ist ihre *Dramatik*: Diese eignet sich, um im Mittelpunkt zu stehen, Aufmerksamkeit zu bekommen und andere zum Handeln zu veranlassen. Histrioniker können sich mit verschiedenen Strategien in Szene setzen, z.B. damit, eine Fete zu unterhalten, sexy zu sein, aber auch damit, mitten auf der Feier einen „Herzanfall" zu bekommen.

Manche Histrioniker schaffen es, auf einer Party eine an sich völlig langweilige Geschichte so zu erzählen, dass alle hingerissen sind; sie schaffen es, sich erotisch so in Szene zu setzen, dass alle Männer getriggert sind und sie schaffen es, sich dramatisch an die Brust zu fassen und so zu stöhnen, als versuchten sie, einen Herzanfall zu vertuschen und niemanden damit zu belästigen, was aber zur Folge hat, dass sich plötzlich alle kümmern.

> Wenn Histrioniker dramatisch agieren, dann tun sie dies auf allen Kommunikationskanälen. Sie nutzen Mimik, Gestik, Körperhaltung und Intonation, um das, was sie inhaltlich erzählen, zu unterstreichen. Man kann die Histrioniker in diesem Zusammenhang als „Gesamtkunstwerk" bezeichnen.

Es gelingt ihnen auch, alles *aufzubauschen*: Eine Beziehung ist „ganz toll", das Leiden ist „völlig schrecklich", eine Situation ist „nicht auszuhalten". Differenzierungen stören nur die Dramatik, daher werden sie nicht verwendet. (Dadurch kommt auch der sog. „impressionistische Sprachstil" zustande.)

Histrioniker können sich in alles mühelos hineinsteigern, deswegen eignet sich *Panik* besonders gut, um Interaktionspartner zu kontrollieren (und deshalb ist Panik eine häufige Co-Morbidität). Die Darstellungen sind überemotionalisiert, aufgebauscht und wirken damit übertrieben und unecht. Histrioniker können auch dadurch kontrollieren, *indem sie Weinen an- und wieder abschalten.* Gerade das willkürliche Abstellen von

Weinen macht darauf aufmerksam, dass es sich nicht um echte Traurigkeit handeln kann, sondern um eine Manipulation. Haben die Klienten ihr Ziel erreicht, schalten sie das Weinen einfach ab.

Das Verhaltensmerkmal „Dramatik" ist ein zentrales Merkmal der histrionischen Persönlichkeitsstörung. Auf der „Verhaltensoberfläche" ist es wahrscheinlich sogar das Hauptkennzeichen.

3.3.2.5 Tests

Beziehungstest sind Teil des strategischen Handelns und kommen dadurch zu Stande, dass durch die Beziehungsgestaltung des Therapeuten zum einen im Klienten die Hoffnung entsteht, hier seine lange frustrierten Motive befriedigt zu bekommen, zum anderen aber auch die Überzeugung aktiviert wird, dass seine Motive nirgendwo befriedigt werden. Damit entsteht ein Zweifel, ob die positiven Beziehungsbotschaften des Therapeuten ehrlich gemeint sind. Um diesen Zweifel auszuräumen, führen Klienten Tests durch.

Bei histrionischen Klienten treten im Therapieprozess mit relativ hoher Wahrscheinlichkeit Tests auf, insbesondere in den ersten fünf Therapiestunden. Tests bestehen meist darin, den Therapeuten in seiner Rolle als Therapeut anzugehen (ihn zu kritisieren, anderes Vorgehen zu fordern u.ä.).

Direkte Kontrolle wird bei Histrionikern auch als beliebter Test durchgeführt: In dem Fall verwendet der Klient direkte Kontrolle schon zu Therapiebeginn (1-4 Stunde). Dabei geht es nicht darum, den Therapeuten zu kritisieren, und es geht auch nicht darum, sich wirklich mit dem Therapeuten auseinander zusetzen. Vielmehr geht es darum, zu testen:
- Ist der Therapeut auf meiner Seite?
- Bleibt er zugewandt und freundlich, wenn ich ihn attackiere?
- Ist er bereit, mir entgegenzukommen?

Die typische Testsituation bei Histrionikern ist die, den Therapeuten zu kritisieren, z.B.:
- Sie verstehen mich nicht!
- Sie stellen Fragen, die meinen Zustand verschlimmern!
- Sie schauen auf die Uhr!
- Sie lassen mich einfach so gehen!
- Sie sehen nicht, wie schlecht es mir geht! Usw.

Solche Kritik wird an drei Stellen im Therapieprozess angebracht:
- Während der Stunde,
- nach der Stunde oder
- am Wirksamsten: Vor der nächsten Stunde.

Letzteres kann dann dramatisch mit einem massiven Vorwurf verbunden werden:
- Sie haben mich in einem furchtbaren Zustand gehen lassen und ich hatte eine schreckliche Woche.
- Ich konnte mich die ganze Woche nicht beruhigen.
- Ich hatte die ganze Woche Migräne.

Der Therapeut darf sich hier nicht täuschen: Es geht dem Klienten nicht um Kritik, es geht dem Klienten nicht darum, sachlich mit dem Therapeuten über Prinzipien oder Strategien der Psychotherapie zu diskutieren. Es geht vielmehr

- um einen Test: Der Klient will testen, ob der Therapeut trotz der (massiven) Kritik zugewandt, aufmerksam, respektvoll bleibt und sich mit dem Klienten auseinandersetzt, oder
- darum, dass der Klient den Therapeuten „auf Spur" bringen will, veranlassen will, noch aufmerksamer zu sein, sich noch mehr zu kümmern, noch mehr für den Klienten da zu sein oder
- gleichzeitig um beides.

Der Therapeut sollte den Test bestehen, d.h., er sollte

- nicht aggressiv reagieren;
- nicht beleidigt reagieren;
- nicht defensiv reagieren;
- zugewandt bleiben;
- den Klienten für seine Offenheit loben;
- den Klienten bitten, genau mit ihm zu schauen, was den Klienten unzufrieden macht;
- dann aber auf die zentralen Motive des Klienten zu sprechen kommen: Was möchte der Klient wirklich vom Therapeuten? Warum versucht er, es auf diese Weise zu bekommen?
- Das heißt der Therapeut bleibt in der Therapie und arbeitet an dem Testverhalten des Klienten therapeutisch.

Histrionische Klienten überschreiten anders als die Borderline-Klienten so gut wie nie die Grenze zum Persönlichen; der Therapeut wird immer nur als Therapeut kritisiert und nicht als Person abgewertet:

- „Sie haben XY übersehen."
- „Sie verstehen mich nicht." usw.
- aber nicht
- „Sie sind eine reduzierte Persönlichkeit."
- „Sie haben wohl soziale Schwierigkeiten." usw.

Besteht ein Therapeut die Tests, sind sie nach 1–3-mal überstanden, die Histrioniker stellen sie dann relativ schnell wieder ein.

3.3.3 Kosten

Klienten mit histrionischer Persönlichkeitsstörung haben vor allem Beziehungskosten: Partner reagieren verärgert, es gibt Streit, Partner sind überhaupt nicht mehr bereit, der Person entgegen zu kommen, bis zu dem Punkt, an dem Interaktionspartner die Beziehung vollständig abbrechen. Hinzu kommt, dass die eigentlichen, authentischen Motive der Person nie befriedigt werden; nicht einmal dann, wenn sie ihre interaktionellen Ziele auf Spielebene erreichen und Norm- und Regelschemata erfüllt werden. Dies führt zu einer grundlegenden Unzufriedenheit.

3.4   Das Modell der doppelten Handlungsregulation im Überblick

Um noch einmal einen Überblick über die Komponenten des Modells der doppelten Handlungsregulation der histrionischen Persönlichkeitsstörung zu geben, sollen die dargestellten Aspekte der Störung hier in einer Abbildung zusammengefasst werden:

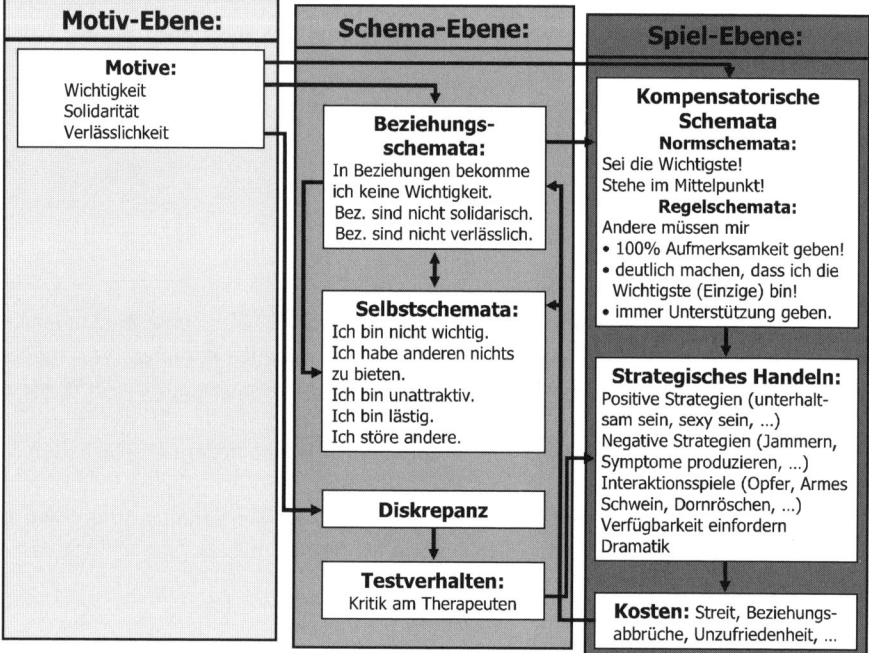

3.5   Weitere Aspekte der histrionischen Persönlichkeitsstörung

3.5.1   Ich-Syntonie

Die Störung ist stark bis sehr stark ich-synton. Die Klienten sind meist davon überzeugt, dass sie richtig handeln, und dass es die Interaktionspartner sind, die die Probleme verursachen. Daher muss ein Therapeut zu Therapiebeginn damit rechnen, dass die Änderungsmotivation der Klienten gering ist, und die Klienten auch nur eine minimale Einsicht darin haben, dass sie selbst ein Teil des Problems sind.

3.5.2   Internale Perspektive

Für histrionische Klienten ist es schwierig, eine internale Perspektive einzunehmen. Dies macht es zu Therapiebeginn schwer, Klärungsprozesse bei Klienten zu initiieren. Therapeuten müssen daher immer wieder die Klienten anleiten, eine internale Perspektive einzunehmen und zwar dadurch, dass sie immer wieder und wieder internalisierende Fragen stellen. Den Klienten muss dadurch mit der Zeit deutlich werden,

- dass eine internale Perspektive zum Verstehen des Problems wichtig ist;
- dass Klienten eine solche Perspektive einnehmen sollten;
- wie sie eine solche Perspektive einnehmen können.

3.5.3 Vermeidung

Histrioniker können es vermeiden, sich mit unangenehmen Aspekten ihrer Problematik zu beschäftigen. Dabei bezieht sich die Vermeidung vorrangig auf zwei Aspekte: Auf Schema-Elemente, die unangenehm sind, und auf Aspekte der Regel-Setzer-Struktur und der Manipulation.

Im Hinblick auf Schema-Aspekte ist die Vermeidung in der Regel nicht sehr ausgeprägt; daher genügt es meist, wenn Therapeuten gegensteuern und das Thema immer wieder anschneiden (zum Umgang mit Vermeidung siehe Sachse, 2003, 2006b; Sachse, Fasbender & Sachse, 2011).

Im Hinblick auf Regel-Setzer-Strukturen und Manipulation gibt es prinzipiell zwei therapeutische Strategien: Konfrontationen und vorsichtige Explizierungen.

Konfrontationen sind Interventionen, die unangenehme Aspekte direkt deutlich machen und damit dem Klienten auch die Kosten unmittelbar salient machen. Hierbei kann die Vermeidung der Klienten stark sein.

Vorsichtige Explizierungen sind dagegen nicht konfrontativ und lösen dadurch weniger Vermeidung aus. Hier macht der Therapeut vielmehr empathisch deutlich, dass er die Tendenz der Klienten, Regeln zu setzen, Forderungen zu stellen und Interaktionspartner zu steuern, aus dem System des Klienten nachvollziehen kann. Der Therapeut bewertet diese Aspekte gar nicht und weist auch nicht auf deren Kosten hin. Er versucht lediglich, die Aspekte empathisch nachzuvollziehen und macht dem Klienten deutlich, dass er sie versteht (womit er sie weder positiv bewertet noch gutheißt – er bleibt selbst diesen Aspekten gegenüber völlig neutral). Diese Strategie wirkt in aller Regel nicht konfrontativ und Klienten lassen sich, wenn der Beziehungskredit dazu ausreicht, auf ein solches Vorgehen ein. Dadurch kann es einem Therapeuten schon relativ früh im Prozess gelingen, Regel-Schemata, Erwartungen, Forderungen und manchmal sogar manipulative Strategien herauszuarbeiten, ohne dass der Klient reaktant wird. Dies ist für die weitere Therapie sehr vorteilhaft, denn dann sind schon viele Aspekte transparent, mit denen man später dann weiterarbeiten kann.

3.5.4 Alienation

Ein weiterer wesentlicher Aspekt der Histrionik ist ihr hohes Ausmaß an *Alienation*: die Person weist eine Entfremdung von ihrem Motivsystem auf.

Alienation ist ein von Kuhl geprägter Begriff (Kuhl, 1995; Kuhl & Beckmann, 1994; Baumann & Kuhl, 2003; Kuhl & Kaschel, 2004; Kuhl & Kazén, 1994; Beckmann, 1997, 2006) und meint die Entfremdung einer Person von ihren eigenen (impliziten) Motiven, ihren Bedürfnissen, Zielen, ihrer Präferenz-Struktur.

Weist eine Person eine hohe Alienation auf, dann

- hat sie keine valide Repräsentation davon, was sie wirklich möchte, was ihr gut tut und welche impliziten Motive sie hat. Sie kennt ihre Präferenzen nicht und weiß damit auch nicht, welche Handlungen und Effekte sie wirklich *zufrieden* machen;

• hat sie auch keinen *aktuellen Zugang* zu ihrem Motivsystem, d.h. sie kann in einer konkreten Situation auch nicht feststellen, was sie genau jetzt möchte, welche Bedürfnisse sie nun vorrangig hat, welche Effekte ihr nun aktuell gut tun würden u.ä.

Nach Kuhl unterscheiden sich Personen stark darin, wie gut ihr Zugang zu ihrem eigenen (impliziten) Motivsystem ist. Personen, die einen guten Zugang aufweisen, zeigen auch eine gute (bewusste, kognitive) Repräsentation ihrer Motive. Sie *wissen*, was sie möchten, was ihnen gut tut und was sie nicht möchten und was ihnen nicht gut tut. Sie können auch in aktuellen Situationen ihre jeweiligen Präferenzen feststellen. Sie können sich daher nach (validen) internalen Standards richten und ihre Handlungen führen zu Ergebnissen, die sie zufrieden machen. Damit sind diese Personen *selbstregulativ*: Ihr Handeln ist mit ihren Motiven in Einklang, ist kongruent.

Personen mit schlechtem Zugang zum eigenen Motivsystem (= hoher Alienation) weisen keine oder nur eine lückenhafte Repräsentation von dem auf, was sie möchten oder nicht möchten; sie können dies auch in aktuellen Situationen nicht oder nur unzureichend herausfinden. Dies hat zur Folge, dass sie nicht wirklich wissen, was sie eigentlich möchten und was ihnen gut tun würde. Sie können sich daher nicht nach (validen) internen Standards richten. Damit ist oft ihre Entscheidungsfähigkeit beeinträchtigt.

Da sie aber Entscheidungsstandards brauchen, richten sie sich oft nach externen Standards (Erwartungen anderer, Normen etc.) und verfehlen damit mit hoher Wahrscheinlichkeit die Befriedigung wichtiger Motive. Daher können sie trotz großer Anstrengungen in einen Zustand andauernder Unzufriedenheit geraten, den sie aber nicht verstehen und den sie auch nicht effektiv beheben können. Die Personen weisen damit auch keine effektive Selbstregulation auf: Handlungen und Motive sind nicht kongruent, die Person lebt an ihren Motiven vorbei.

Kuhl und Beckmann (1994) konnten auch zeigen, dass Personen mit hoher Alienation einen so genannten „Verwechslungseffekt" zeigen: Wenn sie einer Intention folgen, können sie schon nach kurzer Zeit nicht mehr entscheiden, ob sie sich selbst dazu entschieden haben („Ich will XY machen.") oder ob ihnen eine Aufgabe auferlegt wurde („Ich soll XY machen."). Sie denken in jedem Fall, sie hätten sich selbst für die Handlung entschieden. Das heißt eine Person kann Erwartungen erfüllen oder Normen verfolgen, glaubt aber, dass sie sich selbst für diese Aktionen entschieden habe. Das bedeutet auch, dass entsprechende Selbstaussagen von Personen nicht unbedingt valide sind.

Personen mit histrionischer Persönlichkeitsstörung weisen nun ein deutlich erhöhtes Alienationsniveau auf. Dies kommt wahrscheinlich durch die starke externale Perspektive zustande. Histrionische Personen sind nach außen orientiert, sie kontrollieren ständig ihre Umwelt danach, ob sie Wichtigkeitssignale erhalten; sie folgen auch fast ausschließlich den (expliziten) Wichtigkeitsnormen (normativen Schemata), sodass sie

• so gut wie nie nach Innen schauen und sich fragen, was sie tatsächlich möchten, denken oder fühlen;
• so gut wie nie andere Motive zur Kenntnis nehmen und im Handeln verfolgen.

Damit verlieren sie aber eine valide Repräsentation wesentlicher Motive. Die Klienten wissen nicht,

- was ihnen wichtig ist;
- was sie brauchen, was ihnen gut tut;
- welche wichtigen Motive (neben Wichtigkeit) sie noch haben;
- was ihnen in Beziehungen wirklich wichtig ist;
- was sie nicht wollen und was ihnen nicht gut tut.

Und sie können das auch nur schwer herausfinden, denn dazu bräuchte man eine internale Perspektive. Ihre normativen Schemata geben ihnen jedoch deutlich *explizite* Ziele vor und da sie dazu keine Alternative haben, folgen sie diesen. Damit wird das Erlangen von Aufmerksamkeit zu einem zentralen Anliegen, wodurch viele wichtige Motive unbefriedigt bleiben. Daraus resultiert eine hohe, unspezifische (weil dem Klienten selbst nicht verständliche) Unzufriedenheit.

Das hohe Ausmaß an Alienation führt auch dazu,

- dass manche Histrioniker eine leichte Identitätsschwäche aufweisen: Sie wissen nicht, was sie wollen, und damit wissen sie auch nicht so recht, was sie eigentlich ausmacht; sie selbst bemerken diese Unsicherheit manchmal und das kann sie irritieren;
- dass manche Histrioniker nichts mit sich anzufangen wissen: Sind sie allein, langweilen sie sich furchtbar; hören sie Musik, werden sie unruhig; auf sich allein gestellt, haben sie keine Ahnung, was ihnen Spaß macht oder welche Ziele sie verfolgen sollen.

Personen mit histrionischer Persönlichkeitsstörung weisen ein deutliches Alienationsniveau auf: Sie haben nur eine schlechte Repräsentation wesentlicher Motive und haben auch nur einen schlechten Zugang zu ihren aktuellen Präferenz-Strukturen. Dies sollte therapeutische bearbeitet werden.

3.6 Untergruppen der histrionischen Persönlichkeitsstörung

Wie bereits erwähnt, erscheint es sinnvoll verschiedenen Untergruppen der histrionischen Persönlichkeitsstörung zu differenzieren. An dieser Stelle möchten wir ausführlicher auf unsere Unterscheidung in erfolgreiche und erfolglose Histrioniker eingehen

3.6.1 Erfolgreiche Histrioniker

Erfolgreiche Histrioniker sind solche Personen, die es durch ihr Handeln schaffen, in hohem Maße Aufmerksamkeit zu erhalten, wahrgenommen, ernstgenommen, respektiert zu werden und so ihre kompensatorischen Ziele in hohem Maße erfüllt zu bekommen (die aber trotzdem ein hohes Ausmaß interaktioneller Kosten produzieren!).

> Erfolgreiche Histrioniker sind solche Personen, die sowohl über positive mani-
> pulative Strategien als auch über negative Strategien verfügen. Sie können diese
> Strategien flexibel, je nach situationaler Gegebenheit einsetzen.

Dabei sind sie in der Lage, *zunächst einmal positive Strategien sehr kompetent einzu-
setzen*, um Aufmerksamkeit zu erhalten. Solche Strategien sind z.B.:
- gut aussehen, attraktiv sein, auffällig sein;
- unterhaltsam sein, Geschichten erzählen, Smalltalk machen können;
- gut drauf sein, andere mit positiver Stimmung anstecken;
- sexy sein, verführerisch aussehen, flirten.

Images dieser Strategien sind z.B.:
- „ich bin attraktiv";
- „ich bin sexy";
- „ich bin eine begehrenswerte Frau";
- „ich gehe auf deine Bedürfnisse ein".

Appelle dieser Strategien sind:
- „Nimm mich wahr!"
- „Respektiere mich!"
- „Begehre mich!"
- „Gib mir Aufmerksamkeit!"
- „Sei für mich da!"
- „Kümmere dich um mich!"

Sollten positive Strategien zur Manipulation nicht mehr ausreichen, dann gelingt es den
erfolgreichen Histrionikern, auf negative Strategien, also auf solche mit hohem Impact,
zurückzugreifen, wobei sie dies jedoch dann meist überlegt, vorsichtig und dosiert tun,
um den Bogen möglichst nicht zu überspannen. Solche Strategien betreffen insbeson-
dere die Produktion von Symptomen, wie zum Beispiel Panik, Ängste, Depressionen,
Migräne-Anfälle. Images sind:
- „Ich bin arm dran!"
- „Ich bin hilfsbedürftig!"
- „Ich brauche Fürsorge!"
- „Ich brauche jemanden, der für mich da ist!"
- „Ich kann mir nicht alleine helfen!"

Appelle sind:
- „Sei für mich da!"
- „Kümmere dich um mich!"
- „Lass mich nicht allein!"
- „Gib mir ganz viel Aufmerksamkeit!"
- „Schone mich!"
- „Belaste mich nicht (zusätzlich)!"
- „Tröste mich!"

Dadurch gelingt es den erfolgreichen Histrionikern,
- ein sehr breites Spektrum an Strategien abzudecken, wodurch die Wahrscheinlichkeit, dass das erreicht wird, was man will, relativ hoch ist;

- die Strategien so anzuwenden, dass Interaktionspartner oft „amused" und nur selten verärgert sind. Dadurch vermeiden die Histrioniker relativ lange das Einsetzen negativer Interaktionsfolgen;
- immer als „Reserve" Strategien mit hohem Impact in der Hinterhand zu haben, falls die positiven Strategien versagen sollten.

Das alles macht die Klienten interaktionell recht erfolgreich: Sie haben einen großen Bekanntenkreis, viele Freundinnen und Freunde, werden geschätzt, gern gesehen und erhalten auf diese Weise viele Signale von Wichtigkeit (was aber ihr Wichtigkeitsmotiv dennoch nicht zufrieden stellt).

> Natürlich können auch diese Strategien Interaktionspartnern langfristig auf die Nerven gehen und zwar umso stärker und umso schneller, je mehr die Histrioniker in ihrem Verhalten die *Reziprozitätsregel* verletzen: Je egozentrischer sie vom Partner verlangen, *ihnen* Aufmerksamkeit zu geben, sich um *sie* zu kümmern und umso weniger sie noch bereit sind, etwas für den Partner zu tun.

Daher kann man sagen: Ein erfolgreicher histrionischer Stil kann als ein hohes Maß an sozialer Kompetenz aufgefasst werden; je ausgeprägter jedoch eine *Störung* vorliegt, desto stärker sind die normativen und die Regel-Schemata, desto stärker wird das manipulative Handeln der Klienten, desto stärker wird damit in Interaktionen die Reziprozitätsregel verletzt und desto höhere interaktionelle Kosten „fährt die Person ein". Stellt eine Person ständig Forderungen, reagiert auch ein verständnisvoller Partner auf an sich positive Strategien irgendwann genervt. Das heißt: Auch erfolgreiche Histrioniker produzieren, von einem bestimmten Störungsgrad an, (hohe) interaktionelle Kosten.

Und deshalb haben auch erfolgreiche Histrioniker (interaktionelle) Kosten:

- Sie verärgern Partner.
- Sie bekommen für ihr Verhalten Kritik, provozieren interaktionelle Krisen.
- Sie sind mit den Signalen, die sie erhalten, letztlich doch nicht zufrieden und wollen immer mehr.
- Sie fühlen sich deshalb manchmal getrieben.
- Sie sind auch wegen der hohen Alienation chronisch unzufrieden.

Erfolgreich heißt hier nicht zufrieden. Erfolgreich heißt, dass die Histrioniker es schaffen, über längere Zeit ihre normativen Ziele zu erreichen (und damit dann sozial erfolgreich zu sein): Sie bekommen Aufmerksamkeit, werden geschätzt, haben Freunde und Bekannte. Das alles bedeutet aber nicht, dass es ihre Motive wirklich „sättigen" würde.

3.6.2   *Erfolglose Histrioniker*

Erfolglose Histrioniker sind Personen, denen es nicht (mehr) gelingt, Aufmerksamkeit zu erlangen und die (trotz großer Anstrengungen) ihre kompensatorischen Ziele nicht befriedigen können.

> Die erfolglosen Histrioniker sind im Gegensatz zu erfolgreichen Histrionikern Personen, deren Lösung nur (oder überwiegend) in der Realisation negativer Strategien besteht.

Erfolglose Histrioniker verfügen meist nur über sehr wenige positive Strategien oder sie können diese nicht geschickt einsetzen; sie verwenden überwiegend negative Strategien wie:

- jammern,
- klagen,
- nörgeln,
- kontrollieren,
- Symptome produzieren usw.,

sodass sie über kurz oder lang (meist über kurz) allen Interaktionspartnern auf die Nerven gehen. Daher werden sie oft verlassen, von Freunden und Bekannten gemieden u.a.m. Was sie aber nicht dazu bringt, die Angemessenheit ihrer Strategien zu überdenken, sondern was sie als Bestätigung ihrer Schemata auffassen und was sie dann veranlasst, noch mehr zu jammern und zu klagen.

Typischerweisen zeigen erfolglose Histrioniker folgende Merkmale:
- Sie zeigen sowohl im Alltag als auch dem Therapeuten gegenüber überwiegend negative interaktionelle Strategien.
- Sie wurden von vielen Partnern schon verlassen.
- Sie haben nur noch ein sehr kleines soziales Umfeld: Ihre Freunde haben die Beziehungen abgebrochen, ihre Kinder gehen ihnen aus dem Weg usw.
- Sie reflektieren diese Situation aber nicht und kommen nicht einmal ansatzweise auf den Gedanken, die interaktionellen Probleme könnten durch ihr eigenes Handeln zustande kommen.
- Sie produzieren in hohem Ausmaß selbsterfüllende Prophezeiungen: Sie verprellen Interaktionspartner durch ihr Verhalten, attribuieren diese Effekte aber auf ihr „Unwichtigsein" und bestätigen damit ständig ihre negativen Schemata.
- Und sie nutzen dies wiederum als Anlass, noch mehr zu jammern und zu klagen, was das ganze Problem aber nur verschlimmert.
- Haben sie Beziehungen, treten sie äußerst anspruchsvoll und kontrollierend auf. Alles muss sich um sie drehen, sie verletzen die Reziprozitätsregel in eklatantem Ausmaß.

> Erfolglose Histrioniker erscheinen oft als so genannte „Jammer-Depressive": Sie scheinen depressiv zu sein, da sie jammern und klagen, alles negativ sehen, eine Unzahl von Symptomen aufweisen u.a.; sie sind dabei jedoch aktiv, hoch dramatisch, nehmen therapeutische Interventionen nicht an, üben aber gleichzeitig einen hohen Druck auf den Therapeuten aus, ihnen schnell und effektiv zu helfen.

Vielen Therapeuten geht das stark auf die Nerven: Das Jammern, aber auch die Tendenz, Änderungsvorschläge nicht anzunehmen, die Weigerung, konstruktiv therapeutisch mitzuarbeiten, die Behauptung, man könne sich den Problemen nicht stellen, dies sei „zu schlimm", man könne aber auch nichts tun, denn „es hat ja doch alles keinen Zweck". Therapeuten betrachten das Verhalten der Klienten oft als Sabotage.

Besonders allergisch reagieren Therapeuten oft auf das massive „double-bind" der Klienten: Die Klienten senden eine deutliche Doppelbotschaft, die Therapeuten in Schwierigkeiten bringt, nämlich:

• Helfen Sie mir (retten Sie mich) und tun Sie es schnell und effektiv!
• Lassen Sie mich bloß in Ruhe und verschlimmern Sie auf keinen Fall meinen Zustand!

Dabei fallen aber alle Interventionen, die das Problem klären sollen, die das Problem analysieren, schon in diese Kategorie: Aus der Sicht des Klienten zwingen sie ihn dazu, auf seine Probleme zu schauen und verschlimmern dadurch bereits den Zustand. Therapeuten, die die Funktionsweise erfolgloser Histrioniker nicht verstehen, werden dadurch oft zuerst hilflos und dann sauer.

Sehr deutlich ist, dass klassische Verhaltenstherapie-Ansätze, die den Klienten veranlassen, sofort das Problem anzugehen und schnelle Lösungen zu finden, hier nicht nur (wie bei anderen Persönlichkeitsstörungen) nicht indiziert, sondern sogar kontraindiziert sind. Sie führen im Therapieprozess mit Sicherheit zu massiven Problemen.

3.6.3   Der Unterschied zwischen erfolgreichen und erfolglosen Histrionikern

Der entscheidende Unterschied zwischen erfolgreichen und erfolglosen Histrionikern liegt in den manipulativen Strategien: Während erfolgreiche Histrioniker sowohl über positive als auch negative Strategien verfügen und diese je nach Erfordernis flexibel einsetzen können, verfügen erfolglose Histrioniker fast ausschließlich über negative Strategien (jammern, klagen, nörgeln, Symptomproduktionen u.ä.). Diese Strategien machen Interaktionspartner schnell und effektiv sauer, was zu hohen interaktionellen Kosten führt; da die Klienten jedoch keine Handlungsalternativen haben, machen sie trotz der Kosten mehr desselben.

Auch für Therapeuten ist dieses Verhalten schwierig: Eine Untersuchung von uns (Scharmann, 1992) hat gezeigt, dass viele Therapeuten diese Klienten hoch aversiv finden, insbesondere da diese Klienten gar nicht auf klassische verhaltenstherapeutische Interventionen reagieren und die Therapeuten damit hilflos und ärgerlich machen. Erfolglose Histrioniker sind damit therapeutisch eine hohe Herausforderung.

Ein weiterer wichtiger Unterschied liegt darin, dass erfolgreiche Histrioniker ihre kompensatorischen interaktionellen Ziele in einem relativ hohen Ausmaß erreichen, wohingegen erfolglose Histrioniker dies häufig kaum noch tun. Entsprechend haben erfolglose Histrioniker häufig offensichtlichere Kosten als die erfolgreichen. Dies hat den Vorteil, dass die erfolglosen Klienten, wenn es im Therapieprozess gelingt, ihnen die Kosten und die Tatsache, dass sie diese selber provozieren, bewusst zu machen, leichter zu einer Veränderung motiviert werden können. Es gibt einige erfolgreiche Histrioniker, die durch ihre ausgefeilten Strategien ein so stabiles aufmerksamkeitgebendes Unterstützungssystem haben, dass die für sie spürbaren Kosten so gering sind, dass sich im Therapieprozess eventuell keine ausreichende Änderungsmotivation entwickeln lässt.

3.7 Exkurs: Vergleich von histrionischer und narzisstischer Störung

Es gibt eine sehr hohe Co-Morbidität zwischen histrionischer und narzisstischer Störung und das korrespondiert mit unserem Eindruck, dass sich Histrioniker und Narzissten in vielem ähneln (vgl. Sachse, 1994, 2001b, 2002, 2004a, 2004c, 2006c, 2007b; Sachse, Sachse & Fasbender, 2011).

- Die zentralen Motive Anerkennung (bei der narzisstischen Persönlichkeitsstörung) und Wichtigkeit (bei der histrionischen Persönlichkeitsstörung) sind ähnlich: In beiden Fällen geht es darum, eine Art von „Bedeutung" zu erlangen, unterschiedlich ist dagegen die spezielle Art der Bedeutung.
- Beide Störungen sind hoch egozentrisch: Klienten mit beiden Störungen sind hochgradig selbstbezogen und sehen sich im Mittelpunkt des Universums (die Narzissten noch etwas mehr als die Histrioniker).
- Beide Störungen sind hoch manipulativ (die Histrioniker noch etwas mehr als die Narzissten), wenn auch die Ziele der Manipulation verschieden, allerdings durchaus kompatibel sind.
- Klienten beider Störungen suchen Nähe, haben aber ähnliche Bindungsprobleme: Beide lassen sich nur mit Vorbehalt auf Beziehungen ein und lösen sich relativ schnell wieder aus Beziehungen.
- Beide Störungen weisen starke ich-bezogene Regel-Setzer-Strukturen auf und sie setzen diese interaktionell eher aggressiv durch, was in beiden Störungen starke interaktionelle Probleme erzeugt.
- Die Ziele der Regel-Schemata der Narzissten und die der Histrioniker sind gut kompatibel: So können Narzissten, die ebenfalls über histrionische Strategien verfügen, Vorträge mit eine sehr gute Performance halten; Narzissten können auch dramatische Strategien zur Erreichung narzisstischer Ziele einsetzen und Histrioniker können manchmal auch Leistungshandeln einsetzen, um Aufmerksamkeit zu erreichen. Es zeigt sich somit ein Cross-Over: Narzisstische Strategien können zur Erreichung von histrionischen Zielen und histrionische Strategien zur Erreichung von narzisstischen Zielen eingesetzt werden. Damit ist eine Co-Morbidität von histrionischer und narzisstischer Persönlichkeitsstörung in der Regel kaum konflikthaft.
- Viele Narzissten weisen neben dem Motiv Anerkennung noch Wichtigkeit als zentrales Motiv auf, was begründen kann, dass es nach Stuart et al. (1998) eine Co-Morbidität von narzisstischer mit histrionischer Persönlichkeitsstörung von 78% gibt. Dagegen weisen nur relativ wenige Histrioniker neben Wichtigkeit noch Anerkennung als zweites Motiv auf; dementsprechend gibt es bei der histrionischen Persönlichkeitsstörung nur eine Co-Morbidität von 28% mit narzisstischer Persönlichkeitsstörung.
- Die Strategien der Histrioniker scheinen eher einem weiblichen Geschlechtsrollen-Stereotyp zu folgen, während die Strategien der Narzissten einem männlichen Stereotyp folgen. In gewisser Weise lässt sich Narzissmus als die „männliche" und Histrionik als die „weibliche" (im Sinne klassischer Rollen-Stereotype!) Seite einer Störung interpretieren.

4 Therapeutische Strategien bei histrionischer Persönlichkeitsstörung

In diesem Kapitel stellen wir die therapeutischen Strategien zur Behandlung der histrionischen Persönlichkeitsstörung vor, um dann noch mal gesondert auf die Besonderheiten bei erfolglosen Histrionikern einzugehen.

Wenn Therapeuten wissen wie, dann lässt sich die histrionische Persönlichkeitsstörung, vor allem in ihrer erfolgreichen Variante, sehr gut und sehr effektiv therapieren. Dazu ist es nötig, eine ausgeprägte komplementäre Beziehungsgestaltung zu realisieren, Tests zu bestehen, Konfrontationen zu machen und dann mit den daraus resultierenden interaktionellen Krisen konstruktiv umzugehen und effektiv Schemata zu klären. Die Therapie mit Histrionikern stellt damit hohe Anforderungen an die Expertise des Therapeuten; hat man allerdings diese Expertise als Therapeut, dann macht die Therapie großen Spaß, denn sie ist dynamisch, nie langweilig und herausfordernd (vgl. Sachse, 1999, 2001b, 2002, 2004b, 2004d, 2005a, 2006a).

4.1 Therapeutische Grundhaltungen

Wie bei allen Persönlichkeitsstörungen, so ist es auch hier erforderlich, dass ein Therapeut seine relevanten Schemata gut kennt und gut unter Kontrolle hat: Er sollte in der Lage sein, die Tests, die Dramatik, das Jammern usw. als Teil der Störung wahrzunehmen und nicht als persönliche Sabotage; er muss in der Lage sein, geduldig zu sein, aber trotzdem konstruktiv zu steuern; er muss konfrontieren können und sollte keine Angst haben vor interaktionellen Krisen („konfliktscheue" Therapeuten haben hier meist Probleme).

Hilfreich ist es, den histrionischen Stil zu mögen und angenehm zu finden; wichtig sind vor allem Haltungen wie Respekt, Empathie und die Fähigkeit, sich völlig auf den Interaktionspartner konzentrieren zu können.

Gerade bei erfolglosen Histrionikern ist es wichtig, sehr geduldig sein zu können und dem Klienten viel Raum zu geben und ihn nicht unter Druck zu setzen. Therapeuten sollten hier auch nicht auf die double-bind-Botschaften reagieren und anfangen, hektisch zu werden. Man muss sich als Therapeut klar machen, dass man zu allererst eine komplementäre Beziehung anbieten muss und sonst *gar nichts*. Man muss nicht schnell machen, man muss den Klienten nicht retten oder erlösen, man muss keine Programme anbieten o.ä. Man könnte dem Therapeuten sagen: „Von allem Druck befreie Deinen Geist." Unserer Erfahrung nach ist es hilfreich, wenn man als Therapeut ganz entspannt und gelassen bleiben kann, aber voll konzentriert und aufmerksam ist. Man weiß: Der Klient wird und muss jammern und man tut gut daran, ihm dies zu lassen und darauf stark komplementär zu reagieren.

4.2   Die Therapiephasen im Überblick

Die Therapiephasen sind bei der histrionischen Persönlichkeitsstörung genauso wie bei anderen Persönlichkeitsstörungen.

In *Phase 1* geht es vor allem darum, durch komplementäre Beziehungsgestaltung Beziehungskredit aufzubauen. In dieser Phase kann ein Therapeut daher die folgenden Strategien realisieren:
• Komplementäre Beziehungsgestaltung,
• Komplementarität im Rahmen therapeutischer Regeln
• Umgang mit Images und Appellen
• Umgang mit Tests,
• Explizierung der Beziehungsmotive,
• und auch schon Klärung bis an „die Kante des Möglichen".

In *Phase 2* geht es darum, eine Änderungsmotivation bei Klienten aufzubauen. Dazu müssen die Klienten durch Konfrontationen darauf aufmerksam gemacht werden, dass sie nicht nur Kosten *haben*, sondern Kosten *erzeugen*: Es soll ihnen deutlich werden, dass sie selbst, ihre Schemata und ihre Handlungen Ursachen des Problems sind, und es soll ihnen deutlich werden, dass sie therapeutisch an einer Veränderung arbeiten müssen, wenn sie ihre Kosten reduzieren wollen. In dieser Phase soll somit aus einer ich-syntonen eine ich-dystone Störung gemacht werden.

In dieser Phase können im Rahmen des Transparent-Machens der Spielebene die folgenden Strategien eingesetzt werden:
• Konfrontation mit Kosten,
• Konfrontation mit Intentionen,
• Konfrontation mit Spielen und Manipulationen,
Weiterhin wird in dieser Phase folgendes gemacht:
• bis an die Kante des Möglichen auch: Klärung,
• und auch weiterhin komplementäre Beziehungsgestaltung.

In *Phase 3* geht es um eine Klärung relevanter Schemata, also darum, relevante dysfunktionale und kompensatorische Schemata kognitiv valide zu repräsentieren. In dieser Phase realisiert ein Therapeut daher Strategien wie:
• Klären,
• Explizieren,
• Biographische Arbeit,
• und auch weiterhin komplementäre Beziehungsgestaltung.

In *Phase 4* geht es um eine therapeutische Bearbeitung der geklärten, relevanten Schemata.

In *Phase 5* liegt der therapeutische Schwerpunkt auf dem Aufbau authentischen Verhaltens und damit auf dem Transfer des bislang Erarbeiteten in den Alltag. In dieser Phase kommen auch verhaltentherapeutische und lösungsorientierte Techniken zum Einsatz.

4.3 Phase 1: Aufbau von Beziehungskredit

4.3.1 *Komplementarität zur Motivebene*

Komplementäres Verhalten zur Motivebene ist bei Histrionikern sehr wesentlich. Der Therapeut kann, wenn er sich richtig verhält, bei Histrionikern relativ schnell Beziehungskredit aufbauen und eine vertrauensvolle Therapeut-Klient-Beziehung etablieren (vgl. Sachse, 2000, 2001a, 2006d, 2010; Sachse, Sachse & Fasbender, 2010). Komplementäres Verhalten bedeutet z.B.:

- dem Klienten besondere Aufmerksamkeit entgegenbringen, ihm aufmerksam zuhören, deutlich machen, dass man sich für ihn und seine Inhalte interessiert;
- den Klienten wahrnehmen und ernst nehmen: den Klienten in der Anfangsphase nicht konfrontieren, ihm entgegenkommen, die Inhalte ernst nehmen. Wenn der Klient Leiden demonstriert, dann nimmt der Therapeut das ernst, nimmt es an und versteht es. Man kann sagen: *ein Histrionik-Klient wird nicht eher bereit sein, mit dem Therapeuten zu arbeiten, bis er annimmt, dass der Therapeut das Ausmaß seines Leidens verstanden und akzeptiert hat!*
- dem Klienten deutlich machen, dass es dem Therapeuten wichtig ist, mit dem Klienten zu arbeiten, den Klienten genau zu verstehen und (im Rahmen der Therapie) für den Klienten da zu sein;
- die Aussagen des Klienten verstehen und akzeptieren; den Klienten auf keinen Fall abwerten, die Inhalte auf keinen Fall bagatellisieren;
- alles vermeiden, was als Ignorieren verstanden werden kann: nicht zu spät kommen, wichtige Inhalte nicht vergessen, nicht während der Stunde telefonieren, nicht demonstrativ auf die Uhr schauen, sich nicht vom Klienten ablenken lassen.

Komplementarität bei histrionischen Klienten bedeutet für den Therapeuten häufig, sehr *aktiv* zu sein. Damit wird dem Klienten signalisiert, dass der Therapeut interessiert und um Verstehen bemüht ist. Dies ist gerade bei Klienten, die viel und schnell reden, wichtig. Dabei kann es erforderlich sein, kurze verstehende Statements einzuwerfen, ohne dass der Klient seinen Redeschwall stoppt und den Therapeuten reden lässt. Teilweise reagieren Klienten zu Beginn gar nicht auf die Therapeutenäußerungen. Wichtig ist, dass der Therapeut nicht frustriert aufgibt, sondern weiterhin aktiv verbalisiert usw. Erfahrungsgemäß zeigt sich der positive Effekt von komplementärem Verhalten erst nach einiger Zeit.

> Therapeuten sollten sich jedoch auch klar machen, dass Komplementarität auch bedeutet, die Schemata des Klienten möglichst wenig zu triggern. Denn tut man dies als Therapeut, bucht der Klient dem Therapeuten Beziehungskredit ab. Daher sollte ein Therapeut sich bemühen, nichts zu tun, was dysfunktionale oder kompensatorische Schemata triggert.

Man sollte sich als Therapeut jedoch darüber im Klaren sein, dass man dies nie völlig vermeiden kann. Kennt man die Schemata eines Klienten, so kann man vorsichtig sein und manche „Mine" vermeiden; da es aber sehr viele davon gibt, wird man früher oder später doch auf eine treten. Tut man dies, ist es wichtig, sich sofort zu entschuldigen und deutlich zu machen, was man gemeint hat und was nicht. Passiert einem Therapeuten dies nur ab und zu und geht ein Therapeut dann damit gut um, wirkt sich das auch nicht negativ auf die Beziehung aus. Es darf einem Therapeuten aber nicht ständig passieren.

Einige Probleme kann man als Therapeut auch a priori reduzieren. Da Klienten in aller Regel allergisch darauf reagieren, dass Therapeuten in der Stunde auf die Uhr schauen (und damit die Aufmerksamkeit vom Klienten abziehen), kann ein Therapeut die Uhr so platzieren, dass sie sich im Blickwinkel des Therapeuten genau neben dem Kopf des Klienten befindet, sodass ein Therapeut die Uhr unauffällig im Blick haben kann.

Zudem hat der Therapeut im Rahmen der komplementären Beziehungsgestaltung die Möglichkeit, dem Klienten eine explizite Beziehungsbotschaft zu senden. Damit ist gemeint, dass der Therapeut dem Klienten direkt sagt, dass er sein Motiv befriedigen möchte. Für Klienten mit histrionischer Persönlichkeitsstörung sind entsprechende Botschaften:

*   Zum Motiv Wichtigkeit:
    Mir ist es wichtig, Sie genau zu verstehen.
    Ich nehme das sehr ernst, was Sie sagen./Ich nehme Sie sehr ernst.
    Sie sind mir sehr wichtig.
    Ich interessiere mich dafür, wie es Ihnen geht./Ich interessiere mich für Sie.
*   Zum Motive Solidarität:
    Ich möchte Sie gerne unterstützen.
    Ich bin für Sie da, wenn es Ihnen schlecht geht.
    Mir ist es wichtig, Sie zu unterstützen.
*   Zum Motiv Verlässlichkeit:
    Ich bleibe an Ihrer Seite.
    Wenn Sie etwas stört, sagen Sie es. Das ändert nichts an unserer Beziehung.

4.3.2   Komplementarität im Rahmen therapeutischer Regeln

Während man sich als Therapeut bei Narzissten in gewisser Weise zur Spielebene komplementär verhalten kann, so ist dies bei Histrionikern, da sie Therapeuten veranlassen, untherapeutisch zu *handeln*, in aller Regel nicht möglich. Komplementäres Handeln zur Spielebene bedeutet bei der histrionischen Störung fast immer, dass ein Therapeut sich funktionalisieren lässt und das dysfunktionale System des Klienten stabilisiert.

Daher ist es wichtig, sich als Therapeut immer innerhalb der therapeutischen Regeln komplementär zu verhalten.

> Komplementarität bedeutet immer, dass der Therapeut sich *innerhalb der therapeutischen Regeln* komplementär verhält. Die Regeln selbst werden vom Therapeuten verkündet, allenfalls begründet, jedoch *nicht diskutiert* und auf keinen Fall aufgeweicht.

Wie gesagt, Histrioniker stellen Forderungen an Verfügbarkeit und sie tun dies nach dem „devil's principle". Und der Therapeut darf sich zu diesem manipulativen Handeln des Klienten *auf keinen Fall* komplementär verhalten, denn ansonsten wird er vom Klienten vollständig für dessen dysfunktionales System funktionalisiert. Der Therapeut darf deshalb über die therapeutischen Regeln auf gar keinen Fall verhandeln; d.h.;

- Die Stunde hat 50 Minuten und ist danach zuende!
- Es gibt keine Sondertermine!
- Es gibt keine private Telefonnummer des Therapeuten!
- Der Therapeut steht *nicht* zur Krisenintervention bereit!

Sollte ein Klient diese Bedingungen nicht akzeptieren können, dann erfüllt er nicht die Bedingungen für eine ambulante Therapie, dann muss er sich stationär einweisen lassen. Beispiel: „Warum kann ich nicht Ihre private Telefonnummer haben?" – Therapeut: „Es geht darum, dass Sie von dem Therapeuten unabhängig werden. Das ist ein Ziel, das wir erreichen wollen. Wenn Sie mich zwischen den Therapiesitzungen anrufen, besteht die Gefahr, dass Sie abhängig werden von dem, was ich Ihnen sage, und das würde dem therapeutischen Ziel deutlich widersprechen."

Der Therapeut macht, in aller Freundlichkeit, aber auch in aller Deutlichkeit klar, dass die Regeln nicht verhandelbar sind: Entweder der Klient akzeptiert sie oder es gibt keine Therapie. Der Therapeut kann mit dem Klienten klären, warum solche Änderungen für den Klienten so wichtig sind und wie wichtig es für den Klienten ist, dass der Therapeut ihm nicht entgegenkommt. Und bei dieser Klärung kann sich der Therapeut hochgradig komplementär verhalten. Aber der Therapeut kommt dem Klienten auf der Ebene der Regeln auf gar keinen Fall entgegen.

> Therapeuten sollten sich auch *nicht erpressbar* machen: sollte ein Klient die private Telefonnummer herausfinden und den Therapeuten anrufen und deutlich machen, dass der Therapeut sich nun um ihn kümmern muss, weil er suizidal ist, dann sollte der Therapeut sich auf keinen Fall darauf einlassen. In diesem Fall soll er keine „Therapie-Sitzung am Telefon" machen und sich um den Klienten kümmern. Vielmehr sagt der Therapeut in diesem Fall, dass der Klient ihn nun zwingt, Schritte zur Rettung einzuleiten und dass er gezwungen ist, den Klienten nun einzuweisen. Und dann schickt er dem Klienten Polizei und Feuerwehr vorbei und lässt ihn einweisen. Beachtlicherweise beeinträchtigt eine solche Aktion das Therapeut-Klient-Verhältnis kaum. Die Klienten erfahren eine Grenze und können damit leben, oft steigert dies sogar den Respekt des Klienten vor dem Therapeuten.

Da Histrioniker sich im Wesentlichen als Opfer definieren, kann bereits eine Explizierung von Schemata konfrontativ wirken. Daher sollten Therapeuten besser nicht zu früh damit beginnen, sondern erst über ausreichend Beziehungskredit verfügen, bevor sie diese Interventionen beginnen. Histrioniker sind diesbezüglich empfindlicher als Narzissten. Der Therapeut sollte versuchen, seinen Kredit nicht zu weit zu überziehen.

Aber natürlich ist das Herausarbeiten von Schemata sehr wesentlich. Die Schemata müssen klar und dem Klienten präsent sein, wenn man sie therapeutisch bearbeiten will.

4.3.3   Umgang mit Images und Appellen

Wie beschrieben, ist es günstig, sich nicht komplementär zur Spielebene der Klienten zu verhalten. Gleichzeitig ist der Therapeut aber mit den Images und Appellen der Klienten konfrontiert und muss sich fragen, wie er damit umgehen soll.

Hierzu empfehlen wir, sich nach einer ausführlichen Analyse der Images und Appelle für jeden Aspekt zu fragen, ob man das Image bestätigen bzw. dem Appell folgen kann, ohne der Therapie zu schaden.

Falls Bestätigen bzw. Folgen ohne Schaden geht, ist es sinnvoll, dies auch zu tun. Dies ist z.B. bei den positiven Strategien der Fall. Hier kann der Therapeut Komplimente machen und das Besondere anerkennen.

Bei anderen Images ist es für den Therapieprozess allerdings ungünstig, das Image zu bestätigen bzw. dem Appell zu folgen. Bei Images kann man in diesem Fall den Eindruck des Klienten verbalisieren. Dies ist z.B. der Fall, wenn Klienten betonen, dass sie schlecht behandelt werden. Wenn der Therapeut dies bestätigen würde, würde er implizit sagen, dass andere das Problem des Klienten verursachen und der Klient selber keinen Anteil am Problem hat. Damit muss der Klient dann auch nicht an sich arbeiten und Therapie wird sinnlos. Statt das Image zu bestätigen, kann der Therapeut z.B. sagen: „Sie fühlen sich schlecht behandelt.", „Sie haben den Eindruck, alle behandeln sie schlecht." Für viele Klienten ist dies ausreichend. Einige wenige fordern jedoch ein, dass der Therapeut dem Appell „Bestätige mich und solidarisiere dich mit mir!" folgt („Was ist den Ihre Meinung? Das ist doch ungerecht, oder?"); oder sie betonen, dass es sich nicht nur um einen Eindruck handelt, sondern um die Realität („Das ist nicht mein Gefühl, das ist so."). Dann ist der Therapeut gezwungen, Stellung zu beziehen: „Da ich nicht dabei war, kann ich nicht beurteilen, wie die Realität ist. Das ist aber auch nicht schlimm, da es für mich am wichtigsten ist, wie Sie die Dinge erleben." Manche Klienten insistieren weiter, indem sie definieren, dass der Therapeut doch eine Meinung haben muss. Dann ist es wichtig zu betonen, dass es für den Klienten sogar ungünstig wäre, wenn der Therapeut eine Meinung hätte, da er dem Klienten am besten helfen kann, wenn er selber neutral bleibt und sich in die Sicht des Klienten einfühlt.

Wenn der Therapeut in der beschriebenen Art mit den meisten Images und Appellen umgeht, sich gleichzeitig komplementär verhält und explizite Beziehungsbotschaften sendet, dann kann er es sich bei einzelnen Images leisten, sie zu ignorieren. Dies ist z.B. der Fall, wenn zu vermuten ist, dass ein Klient aufgrund seiner Persönlichkeitsstörung auch mit seinen Kindern dysfunktional umgeht, gleichzeitig aber betont, dass er/sie ein hervorragender Vater oder eine hervorragende Mutter ist.

Ein Transkript zum Veranschaulichung der komplementären Beziehungsgestaltung findet sich in Kapitel 5.1.

4.3.4   Explizierung der Beziehungsmotive

Wir gehen davon aus, dass Menschen – in unterschiedlichem Umfang – über zentrale Beziehungsmotive verfügen, die ihr Beziehungsverhalten (auf der ersten Regulationsebene des Handelns) stark beeinflussen. Wir nehmen auch an, dass vielen Personen mit Persönlichkeitsstörungen die zentralen Beziehungsmotive nicht gut oder gar nicht präsent sind, dass dies aber wichtig ist, damit die Klienten wieder authentisches Verhalten aufbauen (und damit manipulatives Verhalten abbauen) können (vgl. Sachse, Sachse & Fasbender, 2010).

Bei Histrionikern ist es besonders wesentlich, schon früh im Therapieprozess mit einer Explizierung der Beziehungsmotive zu beginnen. Denn den Klienten sind oft die zentralen Motive nicht mehr klar, sie sollten sie jedoch kennen. Der Hauptgrund für die Explizierung liegt allerdings darin, dass der Therapeut in aller Regel dafür massiven Beziehungskredit erntet. Die Explizierung zentraler Beziehungsmotive wirkt fast nie konfrontativ, im Gegenteil! Die Klienten fühlen sich dadurch tief verstanden, wertgeschätzt, beachtet. Der Therapeut macht deutlich, dass er sich um den Klienten bemüht, ihn versteht, sich in den Klienten hineinversetzen kann. Das schafft Vertrauen.

Oft hat die Explizierung noch einen anderen wichtigen Effekt: Die Klienten werden für kurze Zeit aus ihrer Spielebene herauskatapultiert und interagieren authentisch mit dem Therapeuten. Sie können sogar (im Rahmen ihrer Möglichkeiten) konstruktiv mit dem Therapeuten arbeiten. Das heißt die Klienten machen ein „Bearbeitungsfenster" auf, durch das hindurch eine Zeit lang gut gearbeitet werden kann; allerdings nur eine Zeit lang, dann schließen die Klienten dieses Fenster wieder. Aber immerhin, der Therapeut bekommt Kontakt, stellt eine authentische Beziehung her, zeigt dem Klienten, wie Therapie funktionieren kann.

4.3.5   Umgang mit Tests

Testverhalten ist ein Verhalten, das Klienten anwenden, um über einen Interaktionspartner etwas Wichtiges in Erfahrung zu bringen. Es dient also dazu, *Informationen über einen Interaktionspartner zu beschaffen.* Dabei geht es um Informationen, die Sicherheit erzeugen und Zweifel ausräumen sollen. Zum Beispiel hofft der Klient aufgrund seines Beziehungsmotivs darauf, dass der Therapeut ihn respektiert, sein Schema besagt aber, dass dies nicht sein kann. Somit ist der Klient beziehungsmäßig verunsichert und hat das Bedürfnis, Klarheit zu haben.

Und dazu kann er den Therapeuten testen: Er kritisiert den Therapeuten und schaut, wie der Therapeut reagiert. Bleibt der Therapeut zugewandt, hat er den Test bestanden und der Klient weiß nun (etwas sicherer), dass der Therapeut auch in kritischen Situationen respektvoll bleibt. Reagiert der Therapeut aggressiv und ablehnend, dann weiß der Klient, dass der Therapeut nicht respektvoll bleibt; er hat den Test nicht bestanden. Damit hat der Klient zwar die Beziehung verloren, aber er hat auf alle Fälle Klarheit gewonnen!

Bei solchen Tests von histrionischen Klienten, die eine scheinbare Kritik am Therapeuten beinhalten, sollte der Therapeut also nicht auf die Kritik reagieren, also sich *nicht* mit den „Argumenten" und „Einwänden" des Klienten auseinandersetzen. Der Therapeut sollte vielmehr die Motive des Klienten aufgreifen, die Schemata des Klienten aufnehmen und versuchen, mit dem Klienten daran zu arbeiten, was der Klient wirklich will und wieso der Klient dieses Verhalten überhaupt zeigt.

Ein Klient mit histrionischer Störung weist ein starkes Wichtigkeitsmotiv auf: Er will, dass ein Interaktionspartner (z.B. ein Therapeut) ihn ernst nimmt, ihm Aufmerksamkeit schenkt, ihn respektiert, ihm zuhört, d.h. er möchte, dass der Therapeut signalisiert, dass er, der Klient, dem Therapeuten wichtig ist. Diese Hoffnung hat er in der therapeutischen Beziehung. Aufgrund der negativen Schemata hat der Klient aber gleichzeitig die Befürchtung, dass er nicht respektiert werden kann, keine Aufmerksamkeit erhalten wird und auch nicht wichtig sein wird; und dass dies alles auch in der Beziehung zum Therapeuten passieren wird.

Trifft der Klient nun (in den ersten Therapiestunden) auf einen Therapeuten, der sich in hohem Maße akzeptierend, respektvoll, empathisch verhält, dann „triggert" dieses Therapeuten-Verhalten in hohem Maße sowohl das Beziehungsmotiv „Wichtigkeit" des Klienten als auch die negativen Schemata. Der Klient befindet sich dann in einem Dilemma, er weiß nicht, soll er seinem Motiv folgen und sich auf die Beziehung einlassen oder soll er auf seine Schemata hören und sich nicht auf die Beziehung einlassen? Er ist unsicher, weil er misstrauisch ist und dem Therapeuten somit nicht glaubt, dass dieser sein akzeptierendes Verhalten auch wirklich ernst meint.

> Diese Unsicherheit kann der Klient beseitigen, indem er den Therapeuten testet. Wenn er den Therapeuten in eine schwierige Interaktionssituation bringt, in der der Therapeut verunsichert, verärgert, sauer reagieren kann, dann ist diese Situation ein guter Test. Denn wenn der Therapeut sogar unter solchen Belastungen der Beziehung zugewandt und respektvoll bleibt, dann ist einigermaßen sichergestellt, dass er es wirklich ernst meint.

Ideal für eine solche Testsituation ist Kritik: Man kann den Therapeuten massiv kritisieren und dann schauen, wie er damit umgeht. Also wirft man ihm vor, den Klienten nicht zu verstehen, durch seine Interventionen den Zustand des Klienten zu verschlimmern, unverantwortlich zu handeln u.ä. Natürlich geht es gar nicht um wirkliche Kritik. Denn im Grunde hat man dem Therapeuten gar nichts vorzuwerfen und man will auch in keiner Weise über Inhalte diskutieren; es geht auch nicht darum, den Therapeuten zu ärgern oder zu verletzen. Es geht nur um einen Test, darum, Informationen über den Therapeuten zu erhalten, nur darum zu sehen: Bleibt der Therapeut zugewandt und respektvoll oder nicht!

Der Therapeut würde den Test somit *nicht* bestehen,

- wenn er aufgrund des Klienten-Verhaltens ärgerlich, aggressiv, ablehnend oder kritisch reagieren würde. In dem Fall hätte er den Test völlig vergeigt!
- wenn der Therapeut mit dem Klienten Inhalte diskutieren oder sich für sein Verhalten rechtfertigen würde.

Der Therapeut darf sich jedoch auch nicht komplementär zur Spielebene verhalten und alle Forderungen – auch die untherapeutischen – erfüllen, z.B. indem er dem Klienten Sonderrechte, Sondertermine u.a. einräumt.

Die richtige therapeutische Strategie ist komplex:

- Der Therapeut muss den Klienten in seiner Kritik ernst nehmen und deutlich machen, dass er erkennt, dass er kritisiert wird, dass er dem nicht ausweichen und sich damit auseinandersetzen will und wird.
- Der Therapeut kann aber nicht Fehler einräumen, die er nicht gemacht hat; er kann nur verstehen, dass sein Verhalten in *bestimmter Weise auf den Klienten gewirkt hat*, nicht aber einräumen, dass er falsch gehandelt hat.
- Der Therapeut muss den Klienten in dieser Situation ganz besonders ernstnehmen, ihm besondere Aufmerksamkeit geben und ihm viele „Wichtigkeitssignale" zukommen lassen, damit der Klient jetzt und hier erfährt, dass sein Motiv vom Therapeuten befriedigt wird.
- Und, am Schwierigsten: Der Therapeut muss versuchen, den Klienten im Therapieprozess dazu zu bringen zu erkennen, dass das, was er mit dem Therapeuten erlebt und tut, etwas ist, was er mit vielen Menschen erlebt und tut.
- Das heißt der Therapeut muss den Klienten dazu bringen zu erkennen, dass er aus einem eigenen, alten Schema heraus handelt.

In Kapitel 6.2 wird ein therapeutisches Beispiel zum Umgang mit einem histrionischen Test illustriert.

4.4 Phase 2: Aufbau von Änderungsmotivation durch Transparentmachen der Spielstruktur

4.4.1 Allgemeines

Klienten mit histrionischer Persönlichkeitsstörung kommen meistens in die Therapie, ohne dass sie in Bezug auf ihre Interaktionsstörung Änderungsmotivation mitbringen und einen Arbeitsauftrag formulieren. Das heißt den Klienten ist häufig gar nicht bewusst,

1. dass sie entsprechend ihrer kompensatorischen Schemata unrealistisch hohe Erwartung und Forderungen an Interaktionspartner stellen,
2. dass sie versuchen, diese Erwartungen durch intransparente, manipulative Strategien durchzusetzen und dass sie Interaktionspartner bestrafen, wenn sie sich nicht den Intentionen und Erwartungen der Klienten entsprechend verhalten,
3. dass es für sie negative langfristige Konsequenzen (Kosten) gibt,
4. dass sie diese Kosten durch ihr Verhalten selber produzieren.

Um an der Interaktionsstörung motiviert arbeiten zu können, ist es für die Klienten wichtig, diese Aspekte und Zusammenhänge zu verstehen und eine Repräsentation davon zu entwickeln. Dies ist ihnen allerdings nur möglich, wenn ein empathischer, solidarischer und nichtwertender Therapeut sie behutsam darauf hinweist.

Es ist dabei zu berücksichtigen, dass das Transparentmachen der Spielstruktur bei Histrionikern *oft sehr konfrontativ wirkt*. Dennoch hat der Therapeut irgendwann im Therapieprozess keine Wahl mehr: er muss dem Klienten die Spiele transparent machen, denn wenn die Klienten nicht bemerken, was sie tun und welche Konsequenzen ihr Handeln hat, können sie sich nicht dafür entscheiden, ihr Handeln zu verändern und ändern ihr Handeln damit auch nicht.

Realisiert man im Therapieprozess als Therapeut systematisch Konfrontationen, dann macht man die Erfahrung, dass man dabei Phasen durchläuft:
- In der ersten Phase reagieren die Klienten stark bis massiv auf Konfrontationen bis hin zu interaktionellen Krisen, die man als Therapeut bewältigen muss; und Therapeuten müssen jeder Krise erst einmal eine längere Phase komplementärer Beziehungsgestaltung folgen lassen, um ihren Beziehungskredit wieder aufzufüllen.
- In der zweiten Phase reagieren die Klienten weniger heftig, weil sie langsam begreifen, dass der Therapeut die Konfrontationen nicht als Angriffe meint, sondern nur möchte, dass die Klienten sich mit relevanten Aspekten auseinandersetzen. Sie reagieren aber immer noch getriggert und buchen noch (wenn auch nicht mehr so viel) Beziehungskredit ab.
- In der dritten Phase haben die Klienten dann völlig verstanden, wie der Therapeut die Konfrontation meint und sind nun davon überzeugt, „dass der Therapeut ihnen nichts will". Nun bucht eine Konfrontation gar keinen Beziehungskredit mehr ab, der Therapeut kann den Klienten nun mit allen Aspekten konfrontieren, ohne dass dies zu Irritationen in der Beziehung führt. Nun kann ein Therapeut sehr konstruktiv mit dem Klienten arbeiten.

Konfrontationen können zu Therapiebeginn manchmal bis hin zu Beziehungskrisen gehen; die Klienten meinen, der Therapeut wolle ihnen etwas unterstellen, werte sie ab etc. Wichtig ist, dass der Therapeut hier
- ruhig bleibt, sich nicht angegriffen fühlt;
- stark komplementär reagiert, dem Klienten volle Aufmerksamkeit schenkt, den Klienten respektvoll behandelt, deutlich macht, dass er bereit ist, sich mit dem Klienten auseinanderzusetzen;
- versucht zu klären, was den Klienten so aufregt;
- deutlich macht, dass es *sein* Eindruck ist, dass er sich täuschen kann, dass er aber zunächst einmal seinen Eindruck aufrechterhält;
- den Klienten nicht zwingt, seine Sichtweisen zu übernehmen;
- bei Widerstand des Klienten die Aussage zunächst auf sich beruhen lässt.

Hat er jedoch nach kurzer Zeit den gleichen Eindruck wieder, dann konfrontiert er den Klienten erneut damit. Der Therapeut
- bleibt immer akzeptierend;
- macht die Konfrontation empathisch, überhaupt nicht vorwurfsvoll;
- macht immer nur *seinen* Eindruck deutlich;

- ist hochgradig widerspruchsermöglichend;
- erläutert dem Klienten, warum er Dinge, die ihm auffallen, transparent macht.

> Ein Therapeut sollte hier keine Angst haben vor interaktionellen Krisen: Wenn ein Therapeut konfrontiert – und dies wird er *müssen* –, werden solche Krisen bei Histrionikern mit sehr hoher Wahrscheinlichkeit anstehen; vermeidet der Therapeut solche Krisen, dann vermeidet er Konfrontationen und dann *können dem Klienten wichtige Aspekte seines Problems nicht deutlich werden*. Auf Konfrontationen zu verzichten, ist ein hochgradig un-therapeutisches Handeln. Therapeuten sollten daher ihr eigenes Vermeidungsverhalten reflektieren und, falls erforderlich, selbst therapeutisch bearbeiten.

Der Therapeut hat also in dieser Therapiephase das Ziel, dass der Klient die relevanten Aspekte der Spielebene erkennt und versteht. Entsprechend dem Modell der doppelten Handlungsregulation kann der Therapeut mit den drei genannten Aspekten der Spielebene konfrontieren:
- den kompensatorischen Schemata (= interaktionelle Ziele, Erwartungen, Intentionen)
- den manipulativen Strategien
- den Kosten.

4.4.2 Konfrontieren mit interaktionellen Zielen, Erwartungen, Intentionen

Klienten müssen auch repräsentieren, dass sie Aufmerksamkeit wollen und auch, dass sie sie immer und überall und von allen wollen. Auch andere interaktionelle Ziele sollten den Klienten klar und deutlich sein:
- der/die Wichtigste sein wollen;
- zugehörig sein wollen;
- gehört werden wollen;
- Abenteuer wollen.

Sie sollten auch sehen, dass sie das Gefühl haben, ein Recht auf die Erfüllung ihrer interaktionellen Ziele zu haben (und dass sie andere ärgerlich bestrafen, wenn sie den Eindruck haben, dass ihnen dieses Recht nicht eingeräumt wird). In diesem Zusammenhang sollte den Klienten auch das Ausmaß ihrer Forderungen an Interaktionspartner deutlich werden. Häufig implizieren die Forderungen, dass Partner ihr Leben (wie Hobbys und Freunde) hinten anstellen, dass sich Interaktionspartner explizit gegen sonst wichtige Familienangehörige stellen und dass sie eigene Bedürfnisse den Bedürfnissen der Klientin/des Klienten vollständig unterordnen. Die Histrioniker erwarten also implizit, dass sich Partner selbst komplett aufgeben.

4.4.3 Konfrontation mit Spielen und Manipulationen

Der wesentliche Aspekt der Konfrontation ist das Thematisieren von Spielen und Manipulationen. Den Klienten muss klar werden,
- dass sie sich intransparent verhalten;
- dass sie strategisch handeln;

- welche Strategien sie verwenden;
- wie andere auf diese Strategien reagieren.

Der Therapeut kann den Klienten z.B. mit Symptomproduktionen konfrontieren, z.B.: „Es fällt mir auf, dass Sie immer, wenn Ihr Mann etwas von Ihnen will, Migräne bekommen. Man könnte denken, Sie wollen Ihren Mann damit blockieren." Und: „Sie tun das, wie mir auffällt, indirekt; Sie sagen ihm nicht: Lass mich in Ruhe oder tu dies oder das. Sondern Sie sagen: Ich habe Migräne." Und: „Damit sind Sie für Ihren Mann nicht durchschaubar. Ihr Mann muss reagieren, aber er weiß eigentlich nicht, warum."

> Der Therapeut kann den Klienten mit dem konfrontieren, was dieser berichtet; *er kann den Klienten aber auch direkt mit dem konfrontieren, was der Klient mit dem Therapeuten macht.* Stellt der Therapeut z.B. eine Frage und der Klient beginnt daraufhin zu weinen und der Therapeut fasst dies als direkte Kontrolle auf, dann kann der Therapeut z.B. formulieren: „Ich habe den Eindruck, dass Sie jetzt weinen, um mir zu sagen, ich soll so eine Frage nie wieder stellen."

Konfrontiert werden kann der Klient auch mit seiner Verantwortungsübergabe: „Korrigieren Sie mich, wenn es nicht stimmt, aber ich habe den Eindruck, Sie möchten, dass ich Ihr Problem für Sie löse, dass ich die Verantwortung übernehme und Ihnen sage, wo's langgeht."

4.4.4   Konfrontieren mit Kosten

Der Therapeut macht die Kosten des Systems salient, um dem Klienten immer wieder vor Augen zu führen, dass das System nicht völlig in Ordnung ist. Die Klienten müssen sehen, dass sie in Beziehungen nicht das bekommen, was sie wirklich zufrieden macht, dass sie Interaktionspartner verärgern, Beziehungen ruinieren, dass es ihnen schlecht gehen muss und sich ihr Zustand nicht bessern darf und dass das, was sie tun, anstrengend und häufig kaum noch erfolgreich ist.

Wichtig ist dabei auch, dass der Therapeut Verbindungen schafft zwischen Verhaltensweisen des Klienten und entstehenden Kosten, sodass der Klient erkennen kann, dass er die Kosten z.T. selbst erzeugt.

4.4.5   Vorgehen bei der Konfrontation

Die Reihenfolge, in der dem Klienten die drei Aspekte (interaktionelle Ziele, Strategien, Kosten) deutlich gemacht werden, ist nicht festgelegt. Grundsätzlich gilt die Empfehlung, mit dem zu konfrontieren, was sich gerade anbietet. Meist ist die Konfrontation mit den Kosten für Klienten am leichtesten anzunehmen (auf jeden Fall solange noch nicht deutlich ist, dass sie diese Kosten selber produzieren) und deshalb als erstes möglich.

Es gibt jedoch auch Klienten, die ihre Erwartungen an Interaktionspartner so selbstverständlich finden, dass es nicht konfrontativ wirkt, ihnen deutlich zu machen, dass sie z.B. erwarten, dass der Partner alles andere hinter ihren Bedürfnissen zurückstellt. (Hier wird es in der Regel für die Klienten schwierig und damit konfrontativ, wenn der

Therapeut *das Recht* hinterfragt, aus dem sie die Ansprüche ableiten). In diesem Fall kann die Konfrontation mit den Erwartungen schon früh stattfinden.

Dass der Therapeut drei verschiedene Aspekte hat, mit denen er den Klienten konfrontieren kann, hat auch den Vorteil, dass er im Laufe der Konfrontation zwischen den Aspekten wechseln kann. Meist ist es so, dass Konfrontation mit einem Aspekt, z.B. den Erwartungen, nur bis zu einem gewissen Punkt geht, und dann weicht der Klient, weil es ihm zu ungemütlich wird und zu weit geht, aus. Es kann aber sein, dass damit ein anderer Aspekt z.B. ein Kostenfaktor deutlich wird, den der Therapeut dann aufgreifen kann. Auch das geht möglicherweise ein zeitlang, bis der Klient wieder ausweicht. Hier gilt immer die Devise: Nicht festbeißen, kein Machtkampf.

Ein weiteres wichtiges Prinzip bei der Konfrontation ist, dass der Therapeut kleinschrittig vorgehen muss. Es funktioniert in der Regel nicht, dem Klienten sein ganzes System in einem Schritt zu verdeutlichen, wie z.B. „Ihre Beziehung läuft so schlecht, weil Sie von Ihrem Partner verlangen, dass er sich 24 h um Sie kümmert und sich selbst komplett aufgibt, und weil Sie versuchen, ihn durch Ihr ,Mir-geht's-schlecht' und Ihr Jammern dazu zu zwingen." Auf eine derartige Intervention reagiert ein histrionischer Klient bestenfalls mit Unverständnis, meist jedoch mit Ärger. Wichtig ist, dem Klienten immer einen kleinen Aspekt, der relativ nah an seiner aktuellen Problemsicht ist, als den eigenen Eindruck zu Verfügung zu stellen und zu prüfen, ob der Klient diesen Schritt mitgeht oder nicht. Nur wenn der Klient mitgeht, kann die nächste und möglicherweise nächst härtere Konfrontation folgen.

Als letzter wichtiger Aspekt bei der Konfrontation sei gesagt, dass dem Klienten immer deutlich sein muss, dass der Therapeut nicht deshalb konfrontiert, weil er das Verhalten des Klienten negativ bewertet, sondern dass der Therapeut den Eindruck hat, dem Klienten geht es mit bestimmten Aspekten nicht gut, und da ihm der Klient am Herz liegt, stellt er ihm seinen Eindruck zur Verfügung. Dies verweist auch schon darauf, dass der Therapeut neben den konfrontativen viele beziehungsfördernde Interventionen realisieren muss.

Ein Beispiel für eine Konfrontation in Form eines kommentierten Transkripts findet sich in Kapitel 5.2.1.

4.5   Phase 3: Klärung relevanter Schemata

4.5.1   *Klärungsprozess*

Ein Therapeut sollte in Phase 3 mit dem Klienten an einer Klärung relevanter dysfunktionaler und kompensatorischer Schemata arbeiten. Diese Klärung dient dazu, diese Schemata bewusst kognitiv zu repräsentieren, um so eine notwendige Voraussetzung für eine therapeutische Schema-Bearbeitung zu schaffen.

Da Klärungsprozesse des Klienten und therapeutische Interventionen zur Steuerung des Klärungsprozesses an anderen Stellen ausführlich beschrieben wurden, soll hier nur auf die entsprechenden Ausführungen verwiesen werden: Siehe ausführlich bei Sachse (2003, 2005b, 2006e, 2008b) sowie Sachse und Mitarbeitern (Sachse & Breil,

2011; Sachse, Breil & Fasbender, 2009; Sachse & Fasbender, 2010; Sachse, Fasbender & Breil, 2009; Sachse & Sachse, 2011; Sachse & Takens, 2003).

4.5.2   Explizierung durch den Therapeuten

Da histrionische Klienten, wie ausgeführt, zunächst Probleme mit der Einnahme einer internalen Perspektive und damit mit einem Klärungsprozess haben, kann ein Therapeut den Prozess durch die Realisierung therapeutischer Explizierungen unterstützen. Dabei übersetzt ein Therapeut das, was er (belegbar!) vom Klienten verstanden hat, in andere Worte und geht dabei u.U. weit über das hinaus, was ein Klient explizit geäußert hat. Kann ein Klient die Explizierung nachvollziehen, dann unterstützt dies den Klärungsprozess in hohem Maße. Genaueres dazu siehe bei Sachse & Sachse (2011) sowie Sachse, Fasbender & Breil (2009).

4.5.3   Biographische Arbeit

Biographische Arbeit dient in erster Linie dazu, den Klienten deutlich zu machen, dass sie sich ihre Struktur nicht freiwillig ausgesucht haben und dass sie dafür auch nur begrenzt verantwortlich sind. Gerade bei Histrionikern ist es wesentlich, dass die Klienten sehen, dass die (manipulativen) Strategien in ihrer Biographie mal eine wichtige Funktion hatten, dass sie aber nun mehr Kosten als Gewinne erfahren. Sie sollen erkennen, dass sie von ihren Eltern viel weniger Zuwendung erfahren haben, als sie gebraucht hätten. Und dass ihnen gar nichts anderes übrig blieb, als *Strategien* zu entwickeln, um Aufmerksamkeit zu bekommen. Denn Histrioniker neigen manchmal dazu anzunehmen, sie hätten „ihr Leben selbst völlig ruiniert" u.ä., wenn sie erkennen, dass sie sich manipulativ verhalten und dass sie für das Scheitern von Beziehungen mit verantwortlich sind. Hier ist es besonders wesentlich, den Klienten deutlich zu machen,
- dass sie nicht Schuld sind an dieser Struktur;
- dass sie nun durchaus etwas ändern können;
- und dass es besser ist, jetzt etwas zu ändern, anstatt es weiter so laufen zu lassen.

4.6   Phase 4: Bearbeitung der Schemata

Auch bei Histrionikern müssen zentrale Schemata therapeutisch bearbeitet werden; und auch bei Histrionikern ist dies erst möglich, wenn Klienten einen Arbeitsauftrag entwickelt haben und die Schemata geklärt sind. Insbesondere das Schema „ich bin nicht wichtig" muss bearbeitet werden, z.B. im Ein-Personen-Rollenspiel (EPR). In aller Regel verfügen Klienten über Erfahrungen, wichtig genommen worden zu sein, sie haben das aber nicht verarbeitet. Somit sucht der Klient auf der Therapeutenposition des EPR systematisch nach Personen und Situationen,
- wo ihm Wichtigkeit entgegengebracht wurde;
- wo er „dazugehörte";
- wo er ernst genommen, wahrgenommen und respektiert wurde;
- wo er im Leben von Personen eine wichtige Rolle gespielt hat, bedeutsam war.

Dadurch soll das Schema systematisch überprüft und umstrukturiert werden.

Im Kapitel 5.3 findet sich ein Beispiel für ein EPR mit einem histrionischen Klienten. Für eine genauere Beschreibung der Methode sei auf Sachse, Püschel, Fasbender und Breil (2008) verwiesen (vgl. auch: Breil & Sachse, 2009; Sachse, 1983, 2006f; Sachse, Fasbender, Breil & Sachse, 2011).

4.7   Phase 5: Aufbau authentischen Verhaltens und Transfer in den Alltag

In dieser Phase wird mit den Klienten erarbeitet, wie sie ihre Bedürfnisse Interaktionspartnern gegenüber angemessen vertreten und wie sie mit Frustrationen umgehen können.

Manchmal ist in dieser Phase erneut eine Auseinandersetzung mit den und eine Analyse der manipulativen Strategien notwendig. Die Klienten benötigen eine genaue Repräsentation ihres bisherigen dysfunktionalen Verhaltens. Dann kann gemeinsam diskutiert werden, was alternative Verhaltensweisen sein könnten. Diese können im Rollenspiel eingeübt werden. Die Klienten erproben die Strategien im Alltag, was wiederum gemeinsam ausgewertet wird.

4.8   Alienation und ihre therapeutische Bearbeitung

Ein ganz zentraler Ansatzpunkt bei der Therapie der Histrionik ist die *Alienation*. Diese muss dringend aufgehoben werden. Ein erster Schritt hierzu ist die in der ersten Therapiephase vom Therapeuten vorgenommene Explizierung der Beziehungsmotive. Dies reicht jedoch häufig zur Bearbeitung der Alienation nicht aus. Dann ist es nötig, dass Therapeuten mit den Klienten systematische Übungen machen, bei denen die Klienten klären, was ihnen wichtig ist.

4.8.1   *Klienten müssen Affekte beachten*

Ein wichtiger Aspekt der Überwindung von Alienation liegt darin, Klienten darauf zu trainieren, *Affekte* wahrzunehmen und zu verstehen. Der Grund dafür ist, *dass Affekte die grundlegenden Indikatoren des Motivsystems sind.*

Die Aktivierung von Motiven führt zu bestimmten Zuständen im Organismus, die eine Person wahrnehmen kann. Diese Zustände werden als *Affekte* bezeichnet (vgl. Püschel & Sachse, 2009).

Affekte kommen zum einem zustande, wenn ein Motiv befriedigt wird. In diesem Fall entstehen angenehme Affekte wie das Gefühl von Weite in der Brust, ein angenehmes Bauchgefühl etc. Affekte kommen aber auch zustande, wenn ein Motiv unbefriedigt ist und wenn ein Gefühl von Unzufriedenheit entsteht, z.B. ein Druck auf der

Brust, Spannung im Nacken etc. Und Affekte kommen zustande, wenn die Frustration von Motiven droht, z.B. ein diffuses Bedrohungsgefühl, ein Ziehen im Bauch o.ä.

Was man spürt, ist in der Regel keine Emotion im engeren Sinne wie Wut, Ärger, Freude oder Traurigkeit. Emotionen gehen auf hoch komplexe und hoch implikative Verarbeitungsprozesse zurück (Kuhl, 1983a, 1983b, 1983c, 2001). Die Aktivierung, die Befriedigung oder/und insbesondere die Frustration von Bedürfnissen und Motiven führen zu *Affekten*. Affekte sind elementare Prozesse, die ohne große Verarbeitung und manchmal präkognitiv ablaufen und körperliche Empfindungen unterschiedlichster Art erzeugen, wie Anspannung, diffuses Unbehagen o.a. (Kuhl, 2001). Gendlin (1962) nennt die Affekte „felt senses", gefühlte Bedeutungen: Eine mehr oder weniger starke körperliche Empfindung, die auf etwas hindeutet, die etwas bedeutet, nämlich z.B., dass man sich in einer Situation wohlfühlt, dass diese Situation mit bestimmten Bedürfnissen und Motiven kompatibel ist (vgl. auch Sachse, 2003, 2006e; Sachse, Langens & Sachse, 2011; Sachse, Sachse & Fasbender, 2011).

Dieser Affekt, diese Stimmung oder „felt sense" geht zwar nicht auf kognitive Vermittlungsprozesse zurück, hat aber dennoch für den Organismus einen hohen *Informationswert*. Er informiert über das Vorhandensein von Bedürfnissen und Motiven und darüber, ob eine Situation ein Bedürfnis befriedigt oder nicht, und ob eine Entscheidung mit einem Motiv kompatibel ist oder nicht. Diese Affekte oder „felt senses" sind somit die *Indikatoren des Motiv-Systems*: Sie informieren die Person darüber, welche Motive und Bedürfnisse vorliegen und ob eine bestimmte Situation diese Motive befriedigt oder ob sie ihnen widerspricht. Verletzt eine Situation ein Bedürfnis, dann macht sich das in *Störgefühlen* bemerkbar, in Unbehagen, in Anspannung oder anderen charakteristischen körperlich spürbaren Empfindungen.

Motive und Bedürfnisse machen sich damit für eine Person in bestimmten *Indikatoren* bemerkbar. Diese Indikatoren zeigen der Person an, was in einer Situation für sie gut ist, weil die Situation ein bestimmtes Bedürfnis der Person befriedigt. Oder sie zeigen an, dass eine bestimmte, an die Person gestellte Anforderung für die Person nicht gut ist, weil ihre Verfolgung den Zielen der Person zuwiderläuft. Die Kompatibilität einer Situation oder einer Entscheidung mit dem Motivsystem wird durch eine bestimmte *Empfindung* angezeigt, einen „felt sense", der signalisiert, dass die Situation ok ist oder dass die Entscheidung gut ist. Genauso wird die Inkompatibilität durch ein Störgefühl angezeigt. Diese Empfindungen sind das *affektive Informationssystem*, es sind die *Indikatoren*, an denen man ablesen kann, was die Motive oder Bedürfnisse zu aktuellen Zuständen oder zu antizipierten Zuständen „zu sagen" haben. Und dieses affektive Informationssystem ist für eine effektive Selbstregulation einer Person von entscheidender Bedeutung (Kuhl, 1983a, 1983b, 1983c, 1985, 1992, 1996, 1998, 2000, 2001).

Das affektive Informationsverarbeitungssystem analysiert Situationen anhand von Bewertungsschemata, anhand von affektiven Schemata, die sich in der Biographie gebildet haben und die als Motive wirksam sind, oder anhand von biologisch determinierten Bedürfnis-Schemata. Es sind Schemata, die meist in einem hoch automatisierten und unbewussten Prozess die anstehende Situation analysieren und angeben, was die Person will, welche Ziele sie verfolgt, mit welchen Arten von Situationen sie gute und mit welchen sie schlechte Erfahrungen gemacht hat; diese Analysen sind demnach *Bewertungen*. Bewertungen von Situationen und Zuständen als angenehm oder unangenehm, gut oder schlecht, bedürfnisbefriedigend oder nicht, potentiell schädigend oder nicht, zielführend oder nicht usw. Es handelt sich bei diesem Verarbeitungssystem damit um ein *persönliches Bewertungssystem*.

Der Organismus kann die Indikatoren (Affekte bzw. felt senses) nun als Informationsquellen nutzen, er kann die Informationen kognitiv weiterverarbeiten, in seine Entscheidungen und Handlungsplanungen einbeziehen, sie also für eine effektive Selbstregulation verwenden. Dann orientiert er sich an seinen eigenen affektiven Schemata, er handelt somit im Einklang mit seinem Motiv- und Bedürfnis-System, d.h. er handelt *motiv-kongruent* oder, wie man auch sagen kann: *selbst-kongruent*.

Er kann allerdings diese Indikatoren auch ignorieren und damit die Information des affektiven Verarbeitungssystems nicht zur Kenntnis nehmen; in diesem Falle bildet er eine Alienation aus: Er schneidet sich selbst von persönlich hoch relevanten Informationen ab. Er orientiert sich nicht mehr an eigenen Motiven, Bedürfnissen und Zielen, er „lebt" an seinen Bedürfnissen zunehmend vorbei; er entwickelt, so kann man sagen, eine Inkongruenz (Grawe, 1998). Die Selbstregulation ist damit tiefgreifend gestört, es ist, als ob ein Pilot alle Warnlampen seines Flugzeugs ignorieren würde: Er steuert geradewegs in die Katastrophe.

Um die Informationen des affektiven Verarbeitungssystems ernst nehmen und berücksichtigen zu können, muss ein Organismus die relevanten Indikatoren überhaupt *wahrnehmen*. Er muss sie beachten, seine Aufmerksamkeit darauf richten, ihnen Beachtung schenken. Und er muss die Indikatoren für *relevant* halten, er muss erkennen und anerkennen, dass sie relevante Informationsquellen sind, die man nicht ignorieren sollte. Und er muss die Indikatoren *richtig interpretieren*. Die Indikatoren des affektiven Verarbeitungssystems sind oft nicht ganz klar, enthalten Informationen indirekt, implizit, verschlüsselt. Sie müssen daher richtig interpretiert werden, damit sie auch richtig berücksichtigt werden können.

4.8.2   *Mangelnde Repräsentation*

Mangelnde Repräsentation der Indikatoren des affektiven Verarbeitungssystems kann dadurch zustande kommen, dass man den Indikatoren keine Aufmerksamkeit schenkt, z.B. weil man davon ausgeht, dass sie nicht relevant sind oder dass sie nur stören oder aber, indem man glaubt, dass sie potentiell gefährlich und bedrohlich sind. Das Abziehen der Aufmerksamkeit von affektiven Indikatoren beeinträchtigt die Repräsentation von *solchen* Indikatoren praktisch vollständig, die auch noch unscheinbar und diffus sind. Um *solche* Indikatoren überhaupt nur zu bemerken, muss man sie beachten, man muss ihnen Aufmerksamkeit schenken und zwar umso mehr, je unscheinbarer und diffuser sie sind. Beachtet man sie nicht, dann geht die Information vollständig unter.

Da die Person die relevante Information nun nicht mehr wahrnimmt, trainiert sie nun auch nicht mehr, die Bedeutung der Indikatoren zu verstehen; damit verlernt sie es dann im Laufe der Zeit auch, die Indikatoren richtig zu interpretieren. Und das hat oft zur Folge, dass die Person dann von *den* Indikatoren, die sie dann ab und zu dennoch wahrnimmt, verunsichert und verwirrt wird, was dann wiederum ihre Überzeugung verstärkt, die Empfindungen seien störend und sollten besser völlig ignoriert werden!

Das Ignorieren der Indikatoren und das Abziehen der Aufmerksamkeit davon muss zu Beginn wahrscheinlich intentional erfolgen; je länger man es trainiert, desto automatisierter wird es jedoch funktionieren. Irgendwann wird die Person gar nicht mehr bemerken, dass sie die Indikatoren systematisch vermeidet, sie wird und kann dann gar nicht mehr wissen, dass sie sich selbst von hoch relevanter Information abschneidet, sie kann gar nicht mehr wissen, dass sie ein Alienations-Problem hat.

Das ist eine der Schwierigkeiten mit dem Alienations-Problem: *Per definitionem können Personen nicht wissen, dass sie eins haben.* Deshalb ist auch nicht damit zu rechnen, dass Klienten im Therapie-Prozess dieses Problem als Problem definieren; sie werden dem Therapeuten diesbezüglich keinen Arbeitsauftrag erteilen. Daher gilt: Wenn der Therapeut ein solches Problem beim Klienten diagnostiziert, dann muss *er* dem Klienten deutlich machen, dass dieser das Problem hat, und er muss ihm klarmachen, was das Problem genau ist, und einsichtig machen, wie schwerwiegend das Problem ist. Der Therapeut muss damit *das Problem als Problem definieren*, und er muss den Klienten motivieren, mit dem Therapeuten an der Beseitigung des Problems aktiv zu arbeiten.

Die zweite Schwierigkeit mit dem Alienations-Problem liegt darin, dass Klienten lernen müssen, Indikatoren des affektiven Verarbeitungssystems wieder wahrzunehmen (und dann wieder richtig zu interpretieren), also lernen müssen, ihre Aufmerksamkeit wieder auf relevante Indikatoren zu lenken. Das Problem ist aber: Sie wissen nicht, *worauf* sie ihre Aufmerksamkeit lenken sollen, da sie gar nicht wissen, was die Indikatoren sind. Und der Therapeut kann es ihnen auch nicht sagen, denn erstens sind die Indikatoren verbal nur sehr schwer zu beschreiben und zweitens sind sie hochgradig idiosynkratisch und individuell. Das heißt jeder Klient muss für sich herausfinden, was *seine* Indikatoren sind. Diese Schwierigkeiten machen die Aufgabe nicht eben einfach.

4.8.3   *Therapeutische Bearbeitung der Alienation*

Wie deutlich geworden ist, wissen Klienten oft nicht, an welchen Indikatoren sie überhaupt erkennen können, was ihr affektives Verarbeitungssystem ihnen mitteilt. Sie wissen gar nicht, worauf sie ihre Aufmerksamkeit richten sollen, wonach sie überhaupt suchen sollen, um relevante Indikatoren zu finden.

Hier ist eine basale Übung von Bedeutung: Therapeut und Klient legen sechs Situationen fest. Dabei definiert der Klient drei Situationen, in denen er klar weiß, dass diese Situationen für ihn positiv waren, dass er sich in ihnen wohlgefühlt hat, dass sie ihm gut getan haben. Dann definiert der Klient drei Situationen, über die er weiß, dass er sich in ihnen *nicht* wohlgefühlt hat, dass sie ihn belastet haben, dass sie ihm unangenehm waren, dass er sie am liebsten schnell wieder verlassen hätte.

Der Therapeut arbeitet dann mit dem Klienten alle Situationen systematisch durch, vielleicht eine pro Stunde. Dazu berichtet der Klient zunächst die Situation so konkret wie möglich; der Therapeut versucht, sich die Situation so konkret wie möglich vorzustellen; gelingt ihm das an bestimmten Stellen der Beschreibung nicht, dann stellt er dem Klienten konkretisierende Fragen: Was genau ist passiert? Was hat X getan? Was haben Sie genau getan? usw., bis er sich diese Aspekte genau vorstellen kann.

Ist die Situation beschrieben, dann bittet der Therapeut den Klienten, sich die Situation nun vorzustellen, so konkret und plastisch wie möglich, die Vorstellung zu halten und auf sich wirken zu lassen. Der Therapeut fragt den Klienten dann, was die Vorstellung in ihm auslöst. Hat der Klient nun wieder ein ähnlich unbehagliches Gefühl wie in der Original-Situation, dann wird nun weitergearbeitet; löst die Situation im Klienten nichts aus, dann versucht man es später noch einmal oder man sucht eine andere Situation aus.

Löst die Situation im Klienten etwas aus, z.B. Unbehagen, dann geht der Therapeut mit dem Klienten systematisch Fragen durch, z.B.:
* Beschreiben Sie einmal Ihr Unbehagen!
* Wie spüren Sie Ihr Unbehagen?
* Können Sie das irgendwo im Körper spüren?
* Wie fühlt sich das an?
* Was würden Sie jetzt am liebsten tun?
* Was genau macht die Situation für Sie unbehaglich?
* Was stört Sie?
* Was würden Sie am liebsten ändern?

Nach diesem Schema geht der Therapeut auch positive Situationen durch:
* Wo spüren Sie das positive Gefühl?
* Können Sie es im Körper lokalisieren?
* Was genau spüren Sie?
* Wie fühlt sich das an?
* Was sagt Ihnen das Gefühl?
* Was würden Sie jetzt am liebsten tun?
* Was genau ist an der Situation angenehm?
* Was löst die positiven Gefühle aus?

Eine Übung zur Überwindung der Alienation kann der Klient als Hausaufgabe im Alltag ausführen. Die Übung besteht darin, an ganz alltäglichen und im Grunde trivialen Dingen oder Handlungen herauszufinden, wie man sie findet, was man davon hält, ob man sie mag oder nicht. Zum Beispiel soll der Klient beim Duschen das Duschgel auf seine Hand schütten und dann einen Moment innehalten, sich Zeit nehmen; er soll an dem Duschgel riechen und sich fragen:
* Riecht das für mich gut?
* Mag ich den Geruch?
* Was mag ich an dem Geruch?
* Oder mag ich den Geruch nicht?
* Wenn nein, was mag ich an dem Geruch nicht?
* Ist mir das Gel wirklich angenehm?
* Möchte ich es verwenden?
* Oder möchte ich ein anderes?

Durch solche Übungen soll der Klient lernen,
* sich Zeit für sich zu nehmen, sich Zeit zu nehmen für ein paar einfache Reflexionen, für eine Selbst-Besinnung;
* seinen Alltag nicht einfach automatisiert und „as usual" ablaufen zu lassen;
* sich zu fragen, was er wirklich will, ob etwas, was er tut, wirklich für ihn ok ist oder nicht;
* *dass* er Dinge und Handlungen hinterfragen kann, *dass* er nicht einfach etwas tun muss, weil er es bisher immer getan hat, sondern dass er Abläufe in Frage stellen kann;

- dass er tatsächlich herausbekommen kann, was ihm gut tut, was er möchte oder nicht möchte.

Diese Übung soll der Klient im Alltag mit verschiedenen Situationen durchführen und zwar jeweils mehrfach, z.B.:

- Wenn er einen Auftrag erhält, soll er sich fragen: „Will ich das übernehmen? Ist das gut für mich? Werde ich davon profitieren? Oder stört mich das? Werde ich dadurch belastet oder belästigt?"
- Wenn er mit einem Partner zusammen ist, kann er sich fragen: „Was gefällt mir an der Situation? Kann ich die Situation genießen? Stört mich etwas? Wenn ja, was? Was würde ich mir wünschen? Was könnte der Partner für mich tun? Was würde mir gut tun?"
- Wenn der Klient sich in einer Situation befindet, von der er merkt, dass sie ihm unangenehm ist, dann kann er sich fragen: „Was stört mich an der Situation? Was möchte ich nicht? Was tut mir nicht gut? Was würde ich am liebsten ändern? Woran merke ich, dass mich etwas stört?"
- Das gleiche sollte der Klient aber auch in Situationen tun, in denen er sich deutlich wohlfühlt; sich fragen: „Welche Aspekte der Situation sind es, die mir gut tun? Was genau genieße ich? Woran merke ich, dass es mir gut geht?"

Der Therapeut sollte den Klienten bitten, Situationen aus folgenden Lebensbereichen auszuwählen:

- Aus dem Berufsalltag.
- Aus dem Freizeitbereich.
- Aus der Partnerschaft.

Jede Situation wird wieder konkret beschrieben und so konkret wie möglich vorgestellt, und der Therapeut geht dann mit dem Klienten Fragen durch:

- Wie wirkt die Situation auf Sie?
- Was löst die Situation in Ihnen aus?
- Ist Ihnen die Situation eher angenehm oder eher unangenehm?
- Was an der Situation macht diese angenehm oder unangenehm?
- Was spüren Sie? Spüren Sie etwas in Ihrem Körper? Wie fühlt sich das an? Wo fühlen Sie es?
- Was würden Sie in der Situation am liebsten tun?
- Was sollten die anderen Personen tun?
- Wie sollte sich die Situation ändern?
- Wie wäre die Situation für Sie ideal?

Bezüglich der Bearbeitung der Alienation siehe auch die Überlegungen und Vorgehensweisen im Hinblick auf das Konzept „Achtsamkeit" (vgl. Baer, 2003; Fasbender, 2009; Hayes & Wilson, 2003; Heidenreich & Michalak, 2003; Reibel et al., 2001; Shapiro et al., 1998; Shapiro & Schwartz, 2000).

4.9   Therapeutische Strategien bei erfolglosen Histrionikern

Das Problem bei erfolglosen Histrionikern besteht vor allem in Phase 1 der Therapie. Die Klienten kommen in die Therapie und sind im Hinblick auf ihr zentrales Motiv Wichtigkeit und im Hinblick auf ihre normativen Schema-Ziele vollkommen „ausgehungert". Sie wollen,

- dass ihnen jemand Aufmerksamkeit gibt;
- dass jemand ihnen sagt, dass man sie wichtig nimmt, sich für sie interessiert, ihnen gerne zuhört, gerne Zeit mit ihnen verbringt usw.;
- dass sie jemand ernst nimmt;
- dass sich jemand um sie kümmert.

Sie gehen jedoch aufgrund ihrer Schemata davon aus, dass dies niemand tun wird, es sei denn, sie fordern solches vom Interaktionspartner durch Strategien ein. Also realisieren sie, auch dem Therapeuten gegenüber, in hohem Maße manipulative Strategien.

Das ganz spezielle Problem in der Therapie ist nun, dass praktisch alle diese Strategien „negativ" sind:

- Die Klienten jammern und klagen.
- Sie stellen sich als leidend, hilflos, ausgeliefert dar.
- Sie realisieren ständig Unlösbarkeits- und Zwangsläufigkeitskonstruktionen.
- Sie senden in hohem Maße Appelle wie: Hilf mir, kümmere dich um mich, rette mich, erlöse mich.
- Sie senden aber auch Appelle wie: Fordere nichts von mir, belaste mich nicht auch noch, ich kann nicht.

Deutlich ist, dass es absolut überhaupt gar keinen Sinn macht,

- mit den Klienten irgendwelche Inhalte zu klären – das führt nur zu Verschlimmerungen und erneutem Klagen;
- mit den Klienten an Lösungen zu arbeiten – das führt nur zu verstärktem Jammern und massiver „Hilflosigkeit".

> Daher sollten Therapeuten auf alle Fälle alle verhaltenstherapeutischen Explorationen, Programme, Manuale, Lösungen u.a. absolut vergessen. Ein Therapeut kann nicht erwarten, dass die Klienten sich den Anforderungen des Therapeuten anpassen. Vielmehr muss der Therapeut unbedingt die Klienten da abholen, wo sie sind.
> Und der Therapeut muss viel Geduld haben. Er muss u.U. lange eine komplementäre Beziehungsgestaltung praktizieren und kann so gut wie keine inhaltlichen Ziele verfolgen. Es gilt: Der Therapeut sollte nichts für die Klienten wollen, nicht wollen, dass sie sich ändern, sie nicht retten wollen usw. Er sollte ihnen stattdessen nur eine Beziehung anbieten und versuchen, Beziehungskredit aufzubauen.

Das Einzige, was therapeutisch hilft, ist *radikale Beziehungsgestaltung* zusammen mit dem Senden einer therapeutischen Doppelbotschaft, die die dysfunktionale Doppelbotschaft der Klienten „auffängt".

Der Therapeut muss sich radikal komplementär verhalten:

- Er muss dem Klienten sehr aufmerksam zuhören und ihm völlig ungeteilte Aufmerksamkeit geben (auch und gerade in ihrem Jammern!);
- er muss dem Klienten gegenüber maximal zugewandt sein, mental und von seiner ganzen Körpersprache her (zugewandt und nicht defensiv sitzen!);
- er sollte selbst aber entspannt bleiben, nicht mit in die Katastrophisierung gehen, nicht „mitschwingen", um dem Klienten deutlich zu machen, dass er seine Konstruktionen nicht nonverbal bestätigt;
- er sollte versuchen, das von dem Klienten Gemeinte so gut wie möglich zu *verstehen*: Verstehen aus der Sicht des Klienten. Der Therapeut sollte niemals Konstruktionen des Klienten bestätigen, absegnen oder als Realität bezeichnen. Der Therapeut macht deutlich, dass er Konstruktionen *aus der Sicht des Klienten* heraus (und *nur* daraus!) versteht;
- er sollte deutlich machen, dass er versteht und aus der Sicht des Klienten heraus nachvollziehen kann,
  - wie extrem schlecht es dem Klienten geht,
  - wie extrem hilflos sich der Klient fühlt,
  - wie ausweglos die Situation des Klienten erscheint,
  - wie stark die Situation den Klienten belastet usw.
- Der Therapeut stellt diese Aspekte nicht in Frage, er verhält sich in keiner Weise konfrontativ.
- Er setzt den Klienten aber auch nicht unter Druck, er sagt nicht, dieser müsse etwas ändern, müsse mitarbeiten, müsse Fragen beantworten u.ä.
- Der Klient darf so sein, wie er ist, er darf Probleme haben, darf leiden, darf jammern.
- Und der Therapeut signalisiert, dass er dennoch zugewandt bleibt, Aufmerksamkeit gibt, respektvoll bleibt; dass er nicht ärgerlich wird, die Beziehung nicht kündigt oder in Frage stellt,
  - dass er sich jedoch auch nicht manipulieren oder sich vom Klienten einspannen lässt, sondern dass er sich, bei allem Respekt, strikt an therapeutische Regeln halten wird.

Dies ist aber nur der *eine* Teil des dialektischen therapeutischen Vorgehens: Dem Klienten muss klar werden, dass der Therapeut zugewandt ist und bleibt, respektvoll ist und bleibt, für den Klienten (im Rahmen der Regeln) da ist usw.

Darüber hinaus sollte der Therapeut aber noch einen anderen Teil realisieren, und zwar einen, der dem Klienten eine andere und neue Art von Information vermittelt und der den Klienten auf die Idee bringt, dass man alles auch anders sehen, anders konstruieren und anders handeln könnte. Dieser therapeutische Teil ist notwendig, um den Klienten langsam und vorsichtig aus seinem eingeschliffenen Denken („ich bin hilflos und andere müssen mich retten") herauszuführen.

Dazu gibt der Therapeut dem Klienten Alternativen zu bedenken; er tut dies aber so, dass der Klient diese nicht als Vorschrift, Druck, Kritik oder Abwertung empfindet: Er macht dem Klienten deutlich,

- dass er schon sieht, dass es dem Klienten schlecht geht, dass er sich aber Sorgen um den Klienten macht und dass er nicht möchte, dass es dem Klienten auch weiterhin schlecht geht;

- dass er schon sieht, dass der Klient zurzeit keine Lösung sieht, dass er aber schon den Eindruck hat, es sei nötig, eine Lösung zu finden, damit der Klient „aus seinem Leiden erlöst" werden kann;
- dass er schon sieht, dass der Klient sich zurzeit nicht zutraut, etwas zu tun, dass er dem Klienten diese Fähigkeiten und Möglichkeiten aber schon zutraut.

Er macht dabei aber deutlich,

- dass er sich schon Sorgen macht, aber dass der Klient immer entscheiden kann;
- dass er es schon als sinnvoll ansähe, wenn der Klient über das Problem, Lösungen usw. nachdenken würde, dass aber letztlich der Klient dies selbst bestimmen kann;
- dass er schon glaubt, dass der Klient (mit seiner Hilfe) einen Weg finden kann, aber dass der Klient dies selbst wollen muss.

Auf diese Weise setzt der Therapeut Anreize, übt aber keinen Druck aus; er stellt Alternativen in den Raum, ohne den Klienten zu hinterfragen; und er macht deutlich, dass er all dies nur tut, weil ihm der Klient wichtig ist.

Damit sendet der Therapeut ebenfalls eine Doppelbotschaft:

- Du, Klient, kannst sein, wie du willst, ich bin bereit, dir eine Beziehung anzubieten und dich so sein zu lassen, wie du willst.
- Ich, Therapeut, bin aber der Meinung, dass es dir, Klient, besser gehen könnte, wenn du dich probeweise auf meine Vorschläge einlassen würdest.

4.10   Fazit

Ein Therapeut kann in aller Regel durch komplementäre Beziehungsgestaltung zu einem erfolgreichen Histrioniker recht schnell eine tragfähige Therapeut-Klient-Beziehung aufbauen und damit auch relativ schnell mit den ersten (weichen) Konfrontationen beginnen. Damit kann ein Therapeut zwar interaktionelle Krisen produzieren, die sich aber gut handhaben und bearbeiten lassen.

Dagegen stellt die Herstellung einer therapeutischen Beziehung bei erfolglosen Histrionikern ein großes Problem für Therapeuten dar: Therapeuten müssen sich lange sehr stark komplementär verhalten und dabei alle anderen therapeutischen Ziele „herunterfahren". Sie dürfen die Klienten nicht unter Druck setzen, ihnen keine Interventionen oder gar Manuale anbieten und inhaltlich nichts für die Klienten wollen. Sie müssen ein hohes Maß an Empathie, Akzeptanz und Komplementarität aufbringen und vor allem ein sehr hohes Maß an Geduld. Erst sehr spät ist es möglich, Klienten zu konfrontieren und inhaltlich zu arbeiten.

Therapeuten, die Druck ausüben und Klienten veranlassen wollen, inhaltlich zu arbeiten, erzeugen hohe Reaktanz und erleben diese dann oft als Sabotage. Sie reagieren dann auf den double-bind der Klienten (Helfen Sie mir – lassen Sie mich in Ruhe!) ärgerlich und oft mit mehr Druck, wodurch u.E. die Therapeut-Klient-Beziehung innerhalb von 5-8 Stunden völlig ruiniert ist.

Nur mit einer spezifischen therapeutischen Vorgehensweise erreichen Therapeuten erfolglose Histrioniker überhaupt!

5 Beispiele für therapeutische Vorgehensweisen bei Histrionikern

In diesem Kapitel sollen anhand von kommentierten Transkripten Beispiele dafür gegeben werden, wie therapeutische Strategien bei Histrionikern umgesetzt werden können.

5.1 Komplementäres Handeln

Als Erstes soll ein Beispiel für komplementäres therapeutisches Handeln gegeben werden. Im Folgenden finden sich zwei Transkripte von einer 36-jährigen Klientin mit histrionischer Persönlichkeitsstörung aus der ersten Therapiephase. Um zu veranschaulichen, wie komplementäre Verhalten aussieht und wie es wirkt, wurden zwei aufeinander folgenden Therapiesitzungen ausgewählt.

Mit der ersten Stunde (8. Sitzung) kam der Therapeut in Supervision, da er den Eindruck hatte, dass die Therapie nicht gut laufe. Das Jammern und Schimpfen der Klientin werde immer schlimmer und am Ende der letzten Sitzung habe er das Gefühl gehabt, dass sie auch auf ihn ärgerlich gewesen sei. Mit dem Therapeuten wurden komplementäre Verhaltensweisen zu den Motiven der Klientin und ein neuer Umgang mit den Images und Appellen erarbeitet.

Der Therapeut versuchte, die Vorschläge aus der Supervision umzusetzen und kam mit der zweiten Stunde (9. Sitzung) wiederum in die Supervision, um zu überprüfen, ob er die Hinweise aus der Supervision richtig umsetzt.

5.1.1 Das Transkript – 8. Sitzung: Der Therapeut realisiert wenig komplementäre Verhaltensweisen

Th1: Woran möchten Sie heute arbeiten?

Kl1: Im Moment bin ich eigentlich glücklich. Bis auf natürlich, dass es mit meiner Beziehung hin und her geht. Das ist das, was mich nervt. Wir hatten am Wochenende einen richtig großen Streit. Es ist immer so: Ich steh von Montag bis Freitag immer sehr früh auf, um kurz nach 6 Uhr. Am Samstagmorgen habe ich ihn [meinen Mann] gebeten, Brötchen zu holen, damit wir gemeinsam frühstücken können. Ich war dann auf, kann dann nicht mehr schlafen. Um 6 oder 7 habe ich ihn dann wieder geweckt und wieder geweckt, dann war es kurz nach 9 oder halb 10, und wieder nicht und wieder nicht. Und dann haben die Kinder auch Hunger und dann habe ich den Kindern ein Brot ge-schmiert und dann kam er um kurz nach 10, halb 11 und sagte: Ich stehe jetzt auf und hole Brötchen. Da sagte ich: Jetzt brauchst du auch nicht mehr. Er: Ja warum denn nicht? Ich: Wir haben schon gefrühstückt. Er: Ich habe doch gesagt ich hole Brötchen. Ich sagte, wenn ich um kurz nach halb Sieben aufstehe, die Kinder haben auch Hunger, die können solange nicht warten. Okay, ich sag mal, die Kinder sind auch froh, wenn sie mal ein bisschen länger schlafen können. Aber länger wie 8 Uhr schlafen die nicht.

Th2: Sie können …?

Kl2: Auf jeden Fall gab es dann Streit und dann fing er sofort an, mit den Kindern rum-zumeckern und zu schreien. Nicht meckern, aber der Ton ist dann laut, und – das habe ich ihm schon tausendmal gesagt – die Kinder haben zu uns beiden den Bezug. Aber mehr zu mir als zu dem Papa. Wenn die was haben, wenn sie krank sind, dann ist der Papa ...

Th3: Wenn die Kinder …

Kl3: Für die Kinder ist der Papa uninteressant. Die Kinder sind zwar froh, dass er da ist, sie sind auch glücklich, wenn er da ist, aber im Moment nervt er mich tierisch. Dieses Unterstützende fehlt.

Th4: Ihre Kinder mögen ihren Papa …

Kl4: Heute Morgen z.B.. Die X. [das Kind] ist heute Nacht zwei Mal wach geworden und zu mir ans Bett gekommen: Mama, mein Bauch, Mama, mein Bauch. Klar ich bin auch ... Ich bin in dem Moment ... wenn X. schlafen geht, ist meist halb 9, wenn sie dann schläft und bis ich dann mal zur Ruhe komme und ins Bett komme, ist es meist 12 oder halb 1. Dann bin ich gerade eingeschlafen und dann kommt sie.

Th5: Das ist ziemlich anstrengend für Sie.

Kl5: Ja. Aber ich kann doch dann nicht rumschreien. Das Kind kommt und hatte so ei-nen richtig harten Bauch. Ich sag: Versuch mal, auf's Klo zu gehen. Die X. schämt sich so, wenn sie Blähungen hat ... und ich habe immer gesagt: Weck doch mal den Papa auf. Dann sagt sie: Aber dann schäme ich mich so. Aber sie ist nun mal so.

Th6: Ihre Tochter wollte den Papa nicht …

Kl6: Ja, ja. Weil sie Schmerzen hat. Dann ist sie auf die Toilette gegangen und das klappte dann auch und irgendwann gegen 5 Uhr morgens kam sie wieder und hatte wie-der Schmerzen, und dann war sie auch richtig heiß. Ich sagte dann, komm zu mir ins Bett rein. Ich habe dann zu meinem Mann gesagt: Pass mal auf, die ist richtig krank, die Kleine. Die Kurze musste um viertel nach 9 zur Schule und dann habe ich zu ihm ge-sagt, es wäre nett, wenn du dann aufstehen würdest, für die Kleine Frühstück machst und ein Brot für die Schule schmierst. Ja, dann ist der aufgestanden um 8 Uhr. Und in 45 Minuten fängt der Unterricht an. Das ist für ein Kind Stress. Also ein Kind schafft es nicht, in 45 Minuten sich zu waschen, Zähne putzen, sich anzuziehen, essen und dann zur Schule. Das geht nicht.

Th7: Sie haben darüber nachgedacht, wie es für Ihre Kinder ist, sich so zu beeilen.

Kl7: Ja. Also meine Kinder stehen immer um halb 7 auf, weil die Kinder brauchen ihre Zeit, zum Anziehen und so. Das heißt, die haben ja schon früh morgens zu Hause Druck. Mach, mach, mach ... kann ich nicht. Das kommt auch mal vor, dass das so ist, aber wenn sie wirklich mal trödeln, dann sag ich ihnen: Ihr könnt euch jetzt aussuchen, entweder trödeln oder in Ruhe frühstücken.

Th8: Ok, die Kinder brauchen also Zeit.

Kl8: Ja. Man sieht das auch. Und die überlegen dann: Aha, wenn ich in der Schule bin ohne Frühstück, dann kann ich nicht denken. So habe ich ihnen das beigebracht. Ja, und für meinen Mann ist alles zu viel und vorgestern habe ich das zu ihm am Abend gesagt. Die Kinder waren da schon am Schlafen, und ich bin auch so, ich kann dann am Tag nicht mit ihm reden, weil das staut sich dann alles so bei mir. Und dann hat der mich einfach sitzen gelassen und ist ins Bett gegangen.

Th9: Es gibt eigentlich immer wieder Situationen, wo Sie sehr verletzt sind.

Kl.9: Immer. Aber bei ihm ist es auch so, er muss sich echt um 180 Grad drehen. Vor allem ich habe ihm tausend Mal, ein paar Mal gesagt: Du bist für deine Kinder nicht wirklich da. Gestern habe ich den Kindern versprochen, mit ihnen zu spielen. Wir sind hoch in die Wohnung gegangen und ich habe dort gekocht. Und die Kinder waren wirklich wie Hund und Katze. Ich habe hunderttausend Mal gesagt: Hört auf, hört auf! Die haben nicht aufgehört. Und die rennen immer in der Wohnung rum. Und dabei kann viel kaputt gehen. Das ist gefährlich. Dann habe ich gesagt: Jetzt ist Schluss. Jetzt spiele ich mit euch gar nicht. Ja, sagten sie, jetzt sind wir ruhig. Sie waren fünf Minuten ruhig und dann ...

Th10: Mmh, sie haben dann also nicht …

Kl10: Ich habe da richtig geschrien und heute Morgen sagte mein Mann zu mir: Du hast gestern Abend gar nicht mit den Kindern gespielt. Nein, sagte ich, wenn du das gesehen hättest, die haben mir auf dem Kopf rum getanzt. Ich sag, ich stehe da in der Küche und mache für jeden sein Lieblingsessen und ich muss mich umdrehen, gucken und so und die rennen da immer rum, ich sag: Du weißt ja wie die sind. Ja, sagte er, du hättest ja trotzdem mit ihnen spielen können. Ich sagte, nein, hätte ich nicht. Die waren um halb 9 im Bett und damit war das für mich erledigt. Und heute haben sie mich schon gefragt, Mami spielst du denn heute mit uns? Da habe ich gesagt: Es kommt darauf an, wie ihr euch heute benehmt. Ich sag mal, ich finde das so richtig wie ich das mache. Wenn ich denen sage, die sollen artig bleiben, und die machen das nicht, warum soll ich dann mit ihnen Spaß machen. Irgendwo muss eine Grenze sein.

Das ist alles eh anstrengend genug. Man kann die Uhr danach stellen, so 6 oder halb 7, dann fangen die an durchzudrehen. Und wenn das so kommt, verdrückt sich mein Mann.

Th11: Der geht dann zu seinen Kumpels, statt Sie zu unterstützen.

Kl11: Genau. Und ich bin im Grunde genommen mit den Kindern alleine. Und ich bin nicht zimperlich, ich mache dann kurzen Prozess, essen und dann Feierabend, kein Fernsehen und ab ins Bett. Dann gucken die mich doof an. Und er ist dann immer so – und das hasse ich auch – vor den Kindern diskutiert er mit mir. Und das hasse ich, das hasse ich.

Th12: Anstatt dass er Sie vor den Kindern unterstützt ...

Kl12: ... macht er mich dann fertig. Zzzz. Und ich sag immer, was ich alles mache und tue ... Andere haben jetzt auch wieder zu ihm gesagt, dass ich ein ganz besonderer Mensch sei. Und ich bin eben so wie ich bin.

5.1.2   Der Kommentar zur 8. Sitzung (wenig komplementäre Verhaltensweisen)

Th1: Der Therapeut beginnt die Sitzung mit der in der Klärungsorientierten Psychotherapie üblichen Eingangsfrage und fordert die Klientin damit auf, ein Thema zu definieren, an dem sie in der Sitzung arbeiten möchte.

Kl1: Die Klientin definiert allerdings kein inhaltliches Thema, sondern beginnt zu klagen. Im ersten Satz, sagt sie zwar noch, dass sie glücklich sei, im Folgenden macht sie allerdings deutlich, an welchen Stellen es ihr nicht gut gehe und dass sie sich von ihrem Mann schlecht behandelt und nicht hinreichend unterstützt fühle. Damit wird ein Opfer-anderer-Personen-Spiel deutlich. Dieses enthält:

Images:
• Ich gebe ganz viel.
• Mein Mann unterstützt mich nicht.
• Mein Mann behandelt mich schlecht.
• Mein Mann ist unmöglich.

Appelle:
• Bestätige, dass mein Mann sich falsch verhält.
• Solidarisiere dich mit mir.

Hier zeigt sich auch die durchgehend externale Problemkonstruktion der Klientin (Mein Mann ist falsch – nicht ich.).

Die Klientin macht eine lange Äußerung. Sie redet viel und schnell und der Therapeut lässt sie reden.

Th2: Bei der ersten Pause der Klientin versucht der Therapeut, auch etwas zu sagen. Die Klientin unterbricht ihn jedoch sofort.

Kl2: Inhaltlich berichtet die Klientin weiter über den Streit zwischen den Ehepartnern. Die Botschaften an den Therapeuten sind dabei weiterhin: Sehen Sie, wie schlimm mein Mann ist. Außerdem macht die Klientin deutlich, dass sie den Eindruck hat, sie sei wichtiger für ihre Kinder als ihr Mann.

Th3: Der Therapeut versucht hier, etwas über die Kinder zu sagen, und greift damit einen externalen Aspekt auf. Die Klientin hat von sich aus eine externale Perspektive und der Therapeut verstärkt mit seiner Intervention das Externale weiter. Da für den Therapieprozess eine internale Perspektive notwendig ist, verstärkt der Therapeut dadurch einen ungünstigen Aspekt.

Kl3: Dabei unterbricht ihn die Klientin wieder und macht wiederum deutlich, dass sie sich für die Kinder wichtiger findet und dass sie die Unterstützung des Mannes als mangelhaft empfindet.

Th4: Wiederum versucht der Therapeut einen externalen Aspekt (Beziehung der Kinder zum Vater) aufzugreifen.

Kl4: Die Klientin lässt ihn nicht ausreden. Sie macht deutlich, dass sie sich durch ihre Kinder belastet fühlt.

Th5: Dies greift der Therapeut auf und geht damit zum ersten Mal auf ein Image der Klientin ein. Diesen Satz darf er dann auch zu Ende sprechen.

Kl5: Die Klientin quittiert dem Therapeuten dann auch erstmals eine seiner Äußerung („Ja."). Weiterhin macht sie dann deutlich, dass sie nach ihrer Meinung eine bessere Beziehung zu der Tochter habe als ihr Mann.

Kl6: Die Klienten sendet weiter die Images: Ich bin belastet. Ich bin eine gute Mutter. Mein Mann ist ein schlechter Vater. Und die Appelle: Bestätige meine Sicht. Solidarisiere dich mit mir. Sieh, wie belastet ich bin.

Th7: Der Therapeut greift hier das vermeintlich positive Verhalten der Klientin auf.

Kl7 und Kl8: Die Klientin redet weiter darüber, was die Kinder brauchen. Sie macht aber auch deutlich, dass sie eine gute Mutter ist und dass sie nach ihrem Empfinden vom Mann nicht genug Unterstützung und Interesse bekommt und dass er sich mehr mit ihr auseinandersetzen soll.

Th9: Der Therapeut verbalisiert die Verletzung der Klientin. Damit greift er eine interne Reaktion auf, die für eine inhaltliche Arbeit gut geeignet wäre.

Kl9: Die Klientin scheint die Aussage des Therapeuten treffend zu finden („Immer."), bleibt mit ihrer Aufmerksamkeit aber auf dem vermeintlichen Fehlverhalten des Mannes und darauf, dass sie durch ihre Kinder belastet ist. Hier wird deutlich, dass ein einmaliges Aufgreifen einer relevanten Spur, keinen Effekt hat, sondern dass eine entsprechende prozesssteuernde Intervention öfter wiederholt werden muss, damit sie einen Effekt erzielt. Außerdem würde die Klientin erst dann inhaltlichen Spuren folgen, wenn sie vom Therapeuten passende Beziehungsbotschaften erhalten hat.

Th10: Der Therapeut versucht, das Verhalten der Klientin aufzugreifen, kommt aber nicht dazu auszureden.

Kl10: Die Klientin unterbricht den Therapeuten und macht weiter deutlich, wie belastend und anstrengend ihre Rolle als Mutter ist. Gleichzeitig betont sie auch hier, dass ihre Erziehungsmethoden angemessen seien und dass sie ohne Unterstützung ihres Mannes dastehe.

Th11 und Th12: Hier bestätigt der Therapeut die Konstruktion der Klientin, dass ihr Mann ungünstige Dinge tut. Damit bestätigt der Therapeut indirekt, dass der Mann das Problem ist. Dies ist für einen späteren Fokus auf die Anteile der Klientin ungünstig.

Insgesamt fällt auf, dass

- die Klientin einen sehr hohen Redeanteil hat und dass der Therapeut nur etwas sagt, wenn die Klientin eine Pause macht.

  Da das selten der Fall ist, kann der Therapeut kaum intervenieren. Dadurch hat er nur wenige Einflussmöglichkeiten auf den Prozess und nur wenig Gelegenheit, aktiv die Beziehung zur Klientin zu gestalten.

- der Therapeut die Images der Klientin kaum aufgreift.

  Dies führt dazu, dass die Klientin den Eindruck bekommt, die Botschaft ist beim Therapeuten nicht angekommen. Deshalb wiederholt sie die gleichen Images immer wieder.

- der Therapeut externale Aspekte aufgreift.

  Damit verstärkt der Therapeut die externale Perspektive der Klientin, die verhindert zu einem funktionalen Arbeitsauftrag zu kommen.

- er teilweise die Sicht der Klientin bestätigt.

  Es ist sehr wichtig, dass die Sicht der Klientin hinterfragbar bleibt. Eine Bestätigung hat hier außerdem zur Folge, dass der Mann der Klientin als Problem identifiziert wird. Damit wird die Klientin implizit davon entbunden, sich mit sich und ihren Problemanteilen auseinanderzusetzen.

Tipps aus der Supervision:
- sich klar machen, dass im Moment die Beziehungsgestaltung im Vordergrund steht, nicht die inhaltliche Arbeit.
- viel aktiver sein,
- kurze komplementäre Kommentare einwerfen (oh, interessant, mmh, schlimm, …)
- Verbalisieren, dass die Klientin:
    - sich belastet fühlt
    - sich schlecht behandelt fühlt
    - den Eindruck hat, nicht genug unterstützt zu werden
    - mehr Unterstützung haben möchte
    - mehr Interesse haben möchte
- nicht bestätigen
- nicht solidarisieren
- das Image „Ich bin eine gute Mutter." versuchen zu ignorieren. Es gibt Hinweise darauf, dass die Klientin an bestimmten Stellen auch mit ihren Töchtern dysfunktional umgeht. Wenn man der Klientin jetzt sagen würde, dass sie eine gute Mutter ist, wird es im späteren Therapieprozess schwierig, ihr dysfunktionales Verhalten zu thematisieren.
- Explizite Beziehungsbotschaften senden:
    - Ich nehme das ganz ernst.
    - Mich interessiert das genau.
    - Ich möchte sich gerne unterstützen.
- Geduldig bleiben: Damit rechnen, dass erst eine Vielzahl von beziehungsfördernden Interventionen gemacht werden müssen, bis sich ein Effekt zeigt.
- nicht die externalen Aspekte aufgreifen,
- internale Aspekte aufgreifen und internalisieren.

5.1.3   Das Transkript – 9. Sitzung: Der Therapeut realisiert viel komplementäres Verhalten

Th1: Woran möchten Sie denn heute arbeiten?

Kl1: Ja, so geht es mir richtig gut, nur das Wochenende war ziemlich schlecht für mich. *(Th: Oh!)* Freitag und Samstag habe ich richtig gelegen. Ich habe mein Bein nicht richtig hochgekriegt und musste den Notarzt anrufen. Dann war ich noch erkältet (hustet) und habe 40 Grad Fieber gehabt. Ich war richtig, richtig platt. *(Th., ohne die Klientin zu unterbrechen: Hört sich schlimm an.)* Und alles lief nicht so, wie ich es gerne wollte. Mein Mann war auch nicht so richtig für mich da.

Th2: Es ging Ihnen schlecht und Sie haben sich ganz allein gelassen gefühlt.

Kl.2: Ja, und am Sonntag habe ich dann gesagt: So jetzt reicht es, das geht so nicht.

Th3: Sie haben sich massiv alleine gelassen gefühlt.

Kl3: Ja. Die Kinder waren alle am Rumschreien, und wenn es mir sowieso so dreckig geht, also ich habe mein Bein nicht hoch gekriegt.

Th4: Ich meine das ganz ernst, dass heißt es war wirklich ganz viel auf einmal. Es ging Ihnen ganz schlecht.

Kl4: Ich weiß nicht warum, aber es war so, als wenn ich jetzt Grippe habe. Ich habe zwar diese Grippeimpfung bekommen, aber es sitzt in den Knochen aber kommt nicht raus.

Th5: Sie fühlten sich richtig mies.

Kl5: Und schlimm war's am Freitag und Sonntag gewesen, war extrem, da wollte ich aufstehen, ich denke so: Warum komme ich nicht hoch? Und da habe ich hier auf einmal Schmerzen gehabt ...

Th6: Mmh, schlimme Schmerzen und das Gefühl, keine Unterstützung zu haben.

Kl6: Ja ... das geht hier in die Schulter rein bis in die Fingerkuppen, vor allem kribbeln.

Th7: Okay. Das heißt, Sie sind im Moment körperlich ganz ...

Kl7: Ich weiß aber nicht, warum das kommt, wieso das kommt und gestern, wo ich auf der Arbeit war, sagte sie zu mir, das kann auch vom Herzen kommen. Weil ihr Mann ist mit 52 Jahren gestorben an Herzversagen.

Th8: Das hört sich so an, als wenn Sie sich im Moment ganz viel Sorgen machen.

Kl8: Ja, ich habe Angst, ich traue mich nicht zum Arzt zu gehen.

Th9: Hören Sie! Ich nehme das sehr, sehr ernst, wenn Sie sagen, Sie haben ganz viel Angst. Ich würde gerne verstehen, was Ihnen am meisten Angst macht.

Kl9: Ja, sie hat mir erzählt, bei ihrem Mann ist das auch so angefangen. Der Arm tat ihm weh, ich kriege den Arm schon länger nicht mehr richtig hoch.

Th10: Okay.

Kl10: Warum weiß ich nicht, ich gehe auch nicht zum Arzt.

Th11: Sie machen sich ganz viel Sorgen.

Kl11: Ja, ich mache mir viel Sorgen. Der eine sagt, dass kann Gicht sein in den Fingern. Wenn ich jetzt was Schweres z.B. Suppe koche oder Nudeln koche, dann muss man immer rühren.

Th12: Das heißt, dass ist auch sehr anstrengend.

Kl12: Ja, ich bin Rechtshänder, mit links schaffe ich das nicht, aber ich muss es machen, aber es strengt sehr an.

Th13: Ich sehe, dass Sie im Moment sehr belastet sind.

Kl13: Ja, aber ich traue mich nicht zum Arzt zu gehen. Ich habe Angst, dass der Arzt eine Diagnose sagt, wo ich vielleicht nicht mit fertig werden würde im Moment.

Th14: Es ist mir ganz wichtig, Sie richtig zu verstehen, deswegen würde ich Sie gerne noch mal fragen, was ist Ihre größte Befürchtung?

Kl14: Ja, ich habe Angst, dass ich irgendwie gar nicht mehr richtig in der Lage bin, überhaupt noch etwas Vernünftiges hinzukriegen.

Th15: Dass Sie vom Körper her ganz eingeschränkt sind?

Kl15: So richtig eingeschränkt. Ich mache mir jetzt Gedanken ... diese Woche haben die Kinder eigene Backzeit, aber ab nächste Woche, die erste Dezemberwoche, da backe ich mit Kindern in der Schule.

Th16: Da freuen Sie sich eigentlich drauf.

Kl16: Ja, aber ich habe jetzt schon so ein bisschen Panik, Angst, weil dieses Rollen ...

Th17: Das ist ganz anstrengend.

Kl17: ... da habe ich Angst vor. Also ich habe mit der Lehrerin vorhin gesprochen, ich habe ihr gesagt, dass ich im Moment meine Finger ... ich habe jetzt auch hier in den Fingerkuppen ..., ich merke das nicht, wenn ich da reindrücke.

Th18: Ich nehme extrem ernst, dass ich merke, dass Sie im Moment sehr belastet sind, dass Sie sich große Sorgen machen. Ich halte es für ganz wichtig, Sie zu unterstützen.

Kl18: Im Moment, ich sag mal so, mache ich mir schon Sorgen, weil die Unterstützung von meinem Mann ist nicht so, wie es sein sollte. Gestern hat er gesagt, er muss arbeiten. Er ist wie üblich gegangen und wieder gekommen. Und dann hat er gesagt, heute habe ich ja gar nicht gearbeitet. Das ist doch normal, dass ich mich aufrege.

Th19: Für Sie war das eine ganz schwierige Situation und Sie haben sich geärgert, dass er Sie nicht unterstützt.

Kl19: Der hat mich gelinkt. Er sagt, er muss arbeiten ...

Th20: Sie haben sich getäuscht gefühlt.

Kl20: Ja, weil ich ihm noch so gesagt habe, weißt du was, die Kinder wollten so gerne Nudeln essen. Dann habe ich gesagt, macht doch schon mal den Tisch fertig, dann essen wir gemeinsam. Dann sagte mein Freund: Nein, ich kann nicht, ich habe keine Zeit, ich muss zur Arbeit.

Th21: Und Sie hätten sich gewünscht, dass er Zeit mit Ihnen verbringt.

Kl21: Ja, da habe ich ihm so gesagt: Das kannst du mir doch eher sagen, ich habe dich den ganzen Tag gestern gefragt, wann musst du arbeiten? Sagt er: Ja weiß ich noch nicht, vielleicht gehe ich nicht. Und dann auf einmal, um zwanzig vor Sechs, sagt er dann: Ich gehe jetzt.

Th22: … und sie fühlen sich im Stich gelassen.

Kl22: Ja, und vor allen Dingen ist das Lügen. Er kann nicht einfach sagen: Ich muss arbeiten.

Th23: Sie fühlen sich hintergangen.

Kl23: Ja. Vor allen Dingen ist es so, er sagt das einfach, aber er ist nicht ehrlich. Er kann ja anrufen und hätte sagen können: Weißt du was, ich muss heute nicht arbeiten, aber ich bleibe noch ein bisschen hier.

Th24: Ich würde gerne verstehen, was Sie am meisten daran ärgert.

Kl24: Dass er nicht ehrlich ist. Mein Gott, wenn ich eine Stunde zu meiner Freundin gehe, ruft er mich zwanzig Mal an in einer Stunde. Genauso, wie er gestern gegangen ist, ich habe ihm gesagt, ich möchte für Weihnachten so ein bisschen schmücken. Ja, sagt er, wenn ich aber arbeiten bin, nicht dass du im Keller rumkramst. Da habe ich gesagt, warum soll ich nicht in den Keller gehen und rumkramen. Ich sagte, wenn ich dich frage, ob du mir was aus dem Keller holst, dann warte ich da wochenlang drauf.

Th25: Sie sind extrem ärgerlich.

Kl25: Ja, ich bin richtig wütend. Er investiert viel Zeit in seine Kumpels, ich habe, ehrlich gesagt, so die Schnauze voll.

Th26: Und Sie haben den Eindruck, er nimmt sich keine Zeit für Sie.

Kl26: Ja. Er hat für mich und die Kinder keine Zeit. Er ist nur morgens da, gemeinsam bringen wir die Kinder zur Schule. Und dann frage ich ihn heute Morgen – ich hätte normalerweise einen Arzttermin gehabt. Den Termin musste ich absagen. Ich hatte nicht einen Cent für Fahrgeld.

Th27: Sie haben sich ganz allein gelassen gefühlt. Und haben den Eindruck, er nimmt Ihnen nicht genug ab.

Kl27: Ja, und meine Freundin musste um viertel nach Zehn zu einem Gerichtstermin, da habe ich zu ihr gesagt, wenn du möchtest, komme ich mit dir mit. Aber es wäre nett,

wenn du mir das Fahrgeld dafür gibst. Ja, kein Problem. Da habe ich meinen Termin ab-
gesagt und bin mit meiner Freundin mitgefahren. Und da stehe ich an der Haltestelle, da
ruft er mich an. Fragt: Wo bist du denn? Ich sage, ich stehe an der Haltestelle, wir wollen jetzt mit der Bahn fahren. Ich komme jetzt, sagt er. Das muss doch nicht sein.

Th28: Sie sind da sehr verärgert. Das belastet Sie.

Kl28: Ja, er unterstützt mehr seine Kumpels ...

Th29: Sie fühlen sich nicht unterstützt.

Kl29: Genau. Ich weiß nicht, wann das war, ob es am Wochenende war oder ob das vo-
rige Woche war – auf jeden Fall nachdem ich in der Therapie hier war – da hab ich mich
mit meiner Freundin wieder mal richtig gezofft.

Th30: Also Sie haben sich richtig gestritten. Erzählen Sie.

Kl30: Ja, ich hab zu meiner Freundin so gesagt, weißt du was, wir könnten uns einen
schönen Vormittag machen und gehen noch ein bisschen bummeln. Ja, sagt sie, alles
klar, weil sie wollte noch ein schönes Schränkchen kaufen. Das heißt, wenn meine
Freundin fährt, ist immer ein Nutzen für sie dabei.

Th31: Das heißt, Sie haben den Eindruck, Sie bekommen nicht genug Unterstützung
von Ihrer Freundin.

Kl31: Ja, genau.

Th32: Ich würde gerne noch besser verstehen, was das für Sie bedeutet. Sie haben mir
ja schon häufig davon erzählt, dass Sie sich sehr wenig unterstützt fühlen. Ich nehme
das extrem ernst, ich sehe ja wie sehr Sie das belastet.

Kl32: Wissen Sie, wie das ist? Ich sitze ständig, ich mache mir Gedanken. Ob das der
Hausflur ist, egal was das ist, ich versuche alles schön zu machen, sauber zu halten ...

Th33: Sie machen sich viele Gedanken, Sie machen ganz viel.

Kl33: Ja, es wird für jeden die Reklame verteilt. Ich habe so einen Kasten, wo die Reklame rein kommt und verteile sie dann in die Briefkästen.

Th34: Sie kümmern sich viel.

Kl34: Ja, aber jedes Mal fliegt die Reklame im Flur rum. Gestern habe ich einen Zettel
an die Tür gemacht, manchmal habe ich das Gefühl, die Leute sind doch nicht mehr
normal. Die nehmen nichts ernst.

Th35: Was bedeutet das Rumfliegen der Zettel für Sie?

Kl35: Ich mache jetzt auch nichts mehr.

Th36: Sie fühlen sich richtig gekränkt und verletzt?

Kl36: Ja, es kümmert sich keiner da drum. Aber immer heißt es, das muss sauber sein,
muss schön aussehen. Aber es kann doch nicht sein, wenn da fünf Mieter wohnen, dass
ich alles alleine mache.

Th37: Sie haben den Eindruck, es bleibt alles an Ihnen hängen und das verletzt und ärgert Sie.

Kl37: Richtig. Und das wollte ich jetzt nicht mehr.

Th38: Das klingt nach einem wichtigen Punkt und interessiert mich sehr. Was bedeutet
es für Sie, wenn die Zettel im Flur liegen?

Kl38: Mmmh ... Irgendwie sehen die gar nicht, was ich mir für eine Arbeit mache.

Th39: Ah ja, die sehen das gar nicht.

Kl39: Ja.

Th40: So ein Gefühl, die sehen Sie gar nicht.

Kl40: Ja. Und mein Mann. Wenn sein Kumpel kommt und sagt: Du musst sofort mit mir in den Baumarkt fahren, ich muss sofort das und das kaufen. Und er fährt dann.

Th41: Sie haben den Eindruck, wenn sein Kumpel ruft, macht er es sofort und bei Ihnen nicht.

Kl41: Ja, …

Th42: Und das ärgert Sie.

Kl42: Ja. Und das ist verletzend.

Th43: Ah ja. Was genau verletzt Sie?

Kl43: Dass er für die springt, er macht und tut, aber für seine eigene Familie ist er nicht da.

Th44: Das Gefühl, für Sie ist er nicht da.

Kl44: Ja …

Th45: Und das macht Sie auch traurig.

Kl45: Ja …

Th46: Das Gefühl, dass Sie ihm nicht so wichtig sind.

Kl46: Ja, das belastet so.

Th47: Was belastet Sie daran?

Kl47: Wenn ich mit ihm darüber rede, dann denke ich immer, dass geht bei ihm da rein, da raus. Rede ich mit seinen Freunden darüber – ich sag mal, ich habe schon meinen Mund aufgemacht, und gesagt, so geht das nicht – und ihr müsst auch mal fragen, ob überhaupt Zeit da ist, und nicht immer so: Du musst!

Th48: Sie haben den Eindruck, keinen interessiert, wie es Ihnen geht und was mit Ihnen ist.

Kl48: Nein, da kann man mit einer Wand reden.

Th49: Mich interessiert sehr, was das in Ihnen auslöst, wenn Sie das Gefühl haben, keiner interessiert sich für mich.

5.1.4   Der Kommentar zur 9. Sitzung (viel komplementäres Verhalten)

Th1: Der Therapeut beginnt, wie in der Sitzung vorher auch, mit der Eingangsfrage.

Kl1: Die Klientin beginnt direkt über ihren gesundheitlichen Zustand zu klagen. Die Symptome körperliche Krankheit sind kein psychotherapeutisches Thema. Da die Klientin dies aber nutzt, um das Image „Mir geht es schlecht." zu transportieren, kann der Therapeut dies zur Beziehungsgestaltung nutzen. Inhaltlich würde er dabei allerdings das Ziel verfolgen, ein funktionales, mit psychotherapeutischen Techniken zu bearbeitendes Thema zu entwickeln. Der Therapeut setzt hier bereits Empfehlungen aus der Supervision um: Er ist aktiv, macht kurze Statements. Zudem beklagt sich die Klientin über ihren Mann.

Th2: Der Therapeut greift hier direkt die relevanten Images auf. Dies tut er im Folgenden auch. Ein Effekt davon ist, dass die Redeanteile von Therapeut und Klientin ausgeglichener sind. Da der Therapeut die Botschaften der Klientin versteht, kann sie ihn mehr reden lassen.

Kl2: Zudem ignoriert die Klientin den Therapeuten weniger. Sie geht auf das, was er sagt ein, indem sie es bestätigt.

Th3: Der Therapeut wiederholt seine Beziehungsbotschaft von vorher noch einmal. Dies zeigt ein wichtiges Prinzip bei der komplementären Beziehungsgestaltung und dem Umgang mit Images und Appellen: Der Therapeut muss die Interventionen immer wieder machen und kann nicht erwarten, dass eine einzelne Intervention ausreicht.

Kl3-Kl7: Dies zeigt sich auch in den folgenden Äußerungen der Klientin. Sie betont immer wieder, wie schlecht es ihr ging.

Th4-Th8: Entsprechend greift der Therapeut es immer wieder auf.

Th9: Hier greift der Therapeut eine internale Reaktion der Klientin auf (Angst) und stellt eine internalisierende Frage. Damit macht er der Klientin deutlich, wohin sie ihre Aufmerksamkeit lenken soll, und versucht, den Prozess zu steuern.

Kl9-12: Die Klientin folgt der Intervention des Therapeuten an dieser Stelle nicht und macht weiter deutlich, wie schlimm alles für sie ist.

Th11-13: Der Therapeut reagiert darauf weiterhin zugewandt und verbalisiert, dass sich die Klientin sehr belastet fühlt.

Kl13: Hier greift die Klientin selber die internale Reaktion auf.

Th14: Der Therapeut versucht es daraufhin erneut mit einer internalisierenden Frage. Die er durch eine komplementäre Botschaft einleitet.

Kl14: Jetzt beantwortet die Klientin die Frage.

Th15: Der Therapeut greift die Antwort der Klientin auf und verdeutlicht der Klientin damit, dass er sie versteht. Zudem kann der Therapeut damit überprüfen, ob der die Klientin richtig verstanden hat (Konsensvalidierung).

Kl15: Die Klientin bestätigt die Verbalisierung des Therapeuten, greift dann aber direkt wieder externale Situationsaspekte auf.

Th16: Der Therapeut verbalisiert die emotionale Reaktion der Klientin (internaler Aspekt).

Kl16+Kl17: Wiederum betont die Klientin ihre Belastungen.

Th17+Th18: Der Therapeut greift daraufhin das Image wieder auf und sendet eine explizite Beziehungsbotschaft (Ich halte es für ganz wichtig, Sie zu unterstützen.).

Kl18: Die Klientin beklagt wieder die in ihren Augen mangelnde Unterstützung durch ihren Ehemann. Gleichzeitig äußert sie eine internale Reaktion (… ich mich aufrege.)

Th19: Der Therapeut bleibt komplementär und greift den Ärger der Klientin über die nicht erfüllten Unterstützungserwartungen auf.

Kl19: Die Klientin bleibt bei dem Thema und geht bei der Klage über ihren Mann noch einen Schritt weiter: hat mich gelingt.

Th20: Der Therapeut interveniert sehr schnell mit einer Verbalisierung und versucht hierdurch, den Prozess zu steuern (ohne die Sichtweise der Klientin zu bestätigen).

Kl20: Die Klientin berichtet weiter externale Details (Kinder und Nudeln), spricht aber gleichzeitig an, dass sie ein gemeinsames Essen vorgeschlagen hat. An dieser Stelle schließt sie sich mit ein.

Th21: Dies greift der Therapeut direkt auf und expliziert den Wunsch der Klientin. Das ist eine hilfreiche Intervention, da sich die Klientin hierdurch tief verstanden fühlen kann und gleichzeitig auf interne Prozesse der Klientin fokussiert wird.

Kl21: Die Klientin bestätigt, dass sie ein gemeinsames Essen gewollt hat, bleibt dann aber weiter bei der Situations- und Verhaltensbeschreibung. Damit folgt sie weiterhin keiner internalen Spur.

Th22+Th23: Der Therapeut bleibt geduldig, aber konsequent und verbalisiert die Gefühle der Klientin.

Th24: Dann macht er wieder eine internalisierende und damit steuernde Intervention.

Kl24: Die Klientin berichtet allerdings eine weitere Situation.

Th25: Und der Therapeut greift wieder die emotionale Reaktion auf.

Kl25: Diese Reaktion bestätigt die Klientin.

Th26: Dieses Mal stellt der Therapeut nicht eine internalisierende Frage (Was genau ärgert Sie?), sondern expliziert das, was er meint, das in der Klientin vorgeht.

Kl26+Kl27: Dies bestätigt die Klientin, wechselt aber wieder zu einer Situation.

Th27-Th29: Dies begleitet der Therapeut wieder mit Verbalisierungen der zentralen Aspekte.

Kl29: Die Klientin fühlt sich vom Therapeuten verstanden (Genau.) bringt aber wieder eine neue Situation, in der sie sich nicht unterstützt fühlt.

Th30: Der Therapeut fordert die Klientin auf, diese Situation zu berichten. Wenn es dem Therapeuten an dieser Stelle primär um einen Klärungsprozess und damit um inhaltliche Arbeit gegangen wäre, hätte er das erzählen von immer neuen Situationen unterbinden und die Klientin in einer Situation halten müssen. Da es aber primär darum geht, die bislang schlechte Beziehung zur Klientin zu verbessern, signalisiert er hier Interesse und Unterstützung. Dies ist zudem sinnvoll, da sich schon andeutet, dass die Klientin wieder eine Situation berichten wird, in der sie sich nicht unterstützt fühlt, also eine Situation, in der sich ihr Problem manifestiert und die dadurch therapeutisch nutzbar ist.

Kl30: Die Klientin berichtet die Situation. Hier zeigt sich deutlich, dass die Beziehungsgestaltung durch den Therapeuten bereits wirkt. Die Äußerung der Klientin ist relativ kurz und der Therapeut kann relativ schnell wieder intervenieren.

Th31: Er verbalisiert, den zentralen Aspekt.

Kl31: Und die Klientin fühlt sich verstanden.

Th32: Daraufhin bleibt der Therapeut komplementär und versucht gleichzeitig einen ersten Arbeitsauftrag zu formulieren (Sie fühlen sich häufig nicht unterstützt. Was bedeutet das für Sie?).

Kl32-Kl34: Die Klientin geht nicht direkt mit, sondern beschreibt eine weitere Situation.

Th33+Th34: Dies begleitet der Therapeut im Sinne der Beziehungsgestaltung mit Verbalisierungen.

Th35: Versucht dann aber wieder eine klärende Frage.

Kl35: Die Klientin beantwortet die Frage allerdings nicht.

Th36: Daraufhin greift der Therapeut die emotionalen Reaktionen der Klientin auf.

Kl36: Diese bestätigt die Klientin, geht aber nicht weiter darauf ein.

Th37: Der Therapeut entscheidet sich nun aufgrund der verbesserten Interaktion zwischen ihm und der Klientin, die Spur noch weiter zu verfolgen und greift wieder den Ärger der Klientin auf.

Th38: Er beginnt mit einer beziehungsförderlichen Intervention und wiederholt dann seine inhaltliche bislang unbeantwortete Frage.

Kl38: Und dieses Mal folgt die Klientin der Intervention des Therapeuten und äußert einen relevanten Aspekt über sich (Sie fühle sich nicht gesehen.).

Th39+Th40: Diesen greift der Therapeut sofort auf.

Kl39+40: Über diesen Punkt besteht jetzt Einigkeit zwischen dem Therapeuten und der Klientin. Die Klientin folgt der Spur dann allerdings nicht weiter, sondern bringt eine neue Situation.

Th41: Der Therapeut muss an dieser Stelle entscheiden, ob er versucht, die Klientin zum vorherigen Punkt zurück zu bringen oder ob er ihr folgt. Da er sich bezüglich der Tragfähigkeit der Beziehung noch unsicher ist, folgt er ihr, versucht im Folgenden aber trotzdem, den Prozess in eine funktionale Richtung zu steuern.

Kl41 bis Ende: Hier sieht man eine kurze Phase, in der Therapeut und Klientin über relevante Punkte der Klientin reden. Die Klientin ist deutlich ruhiger, sie fühlt sich verstanden, sie ist stärker bei sich und prüft die Verbalisierungen (z.B. Das macht Sie traurig) und Explizierungen (Das Gefühl, dass Sie ihm nicht so wichtig sind) des Therapeuten.

5.2   Konfrontatives Handeln

Im Folgenden soll anhand eines Transkripts verdeutlicht werden, wie eine Konfrontation mit der Spielebene bei einer histrionischen Klientin aussehen kann.

Es handelt sich um eine 67 Jahre alte Klientin, Frau A.B., die wegen einer depressiven Verstimmung, Erschöpfung und Unzufriedenheit in die Therapie gekommen ist. Es wurde relativ schnell deutlich, dass die Symptome der Klientin durch ihre dysfunktionalen Interaktionsstrategien und die dahinterliegenden Schemata bedingt werden. Diesbezüglich hatte die Klientin jedoch keinen Arbeitsauftrag erteilt. In der ersten Phase der Therapie, die in diesem Fall etwa 12 Sitzungen gedauert hat, hat die Therapeutin intensiv die Beziehung zur Klientin gestaltet. Während sie weiter beziehungsfördernde Interventionen realisierte, hat die Therapeutin zunehmend versucht, die Spielebene der Klientin transparent zu machen. Dabei ging es neben anderen Themen häufig um Situationen, welche die Klientin in ihrer Hausgemeinschaft erlebt. Hier ist die Klientin sozial gut eingebunden und unternimmt viel mit den Nachbarn. Allerdings gibt es eine Nachbarin (X genannt), über die sich die Klientin häufig ärgert. Bei dem folgenden Transkript handelt es sich um einen Auszug aus der Mitte der 22. Sitzung. Die Klientin beginnt die Sitzung damit, dass sie über den gestrigen Spielenachmittag sprechen möchte, an dem sie sich über X geärgert hat. Die Therapeutin versucht, mit der Klientin zu verstehen, was sie genau geärgert hat. Deutlich wurde, dass die Klientin sich darüber ärgert, dass die Nachbarin so laut ist, dass die Nachbarin mehr Rücksicht nehmen soll und dass sie Sprüche macht.

5.2.1   Das Transkript der Sitzung „konfrontatives Handeln"

Th1: Und deswegen würde ich es auch gerne genauer verstehen. Was macht es so schlimm, dass Sie das gesagt hat? So ganz habe ich es noch nicht verstanden.

Kl1: Ich auch nicht. Ich habe nur gemerkt, die X., die kann ich nicht mehr so richtig ab.

Th2: Sie finden die ätzend.

Kl2: Ja, die ist richtig ätzend. Und die hält sich irgendwie auch nicht zurück. Die ist so im Vordergrund …

Th3: Ah ja, das nervt Sie, dass sie so im Vordergrund ist.

Kl3: Ja, mit ihrer Lautstärke, mit ihrer Bollerigkeit und ihrer Peinlichkeit. Von einem Fettnäpfchen ins andere. Und über Männer hat sie so einen komischen Spruch losgelassen, so dass mein Nachbar sagte: Hey, X., du weißt, ich bin auch so ein Mann und sitze hier am Tisch. Die trifft Menschen, und das ist ihr scheißegal.

Th4: Mmh. Ich würde gerne noch genauer verstehen, was das mit Ihnen zu tun hat?

Kl4: Gar nichts. Das macht mich wütend. Die macht das so …

Th5: Sie sagen eigentlich, man darf so nicht sein.

Kl5: Ja genau.

Th6: Okay. Das heißt, Sie bestimmen, wie jemand zu sein hat und nicht zu sein hat.

Kl6: Ja. Ich mag Menschen nicht, die so laut sind. Die über alle Maßen die Lautstärke erheben und noch mal erheben. Man könnte mit der an der Autobahn stehen. Da wäre die noch lauter als die Autos. Also, das ist der Wahnsinn. Das macht mich fuchsig.

Th7: Das macht Sie fuchsig. Ja, merk ich auch. Eigentlich sagen Sie, so wie die ist, darf man nicht sein.

Kl7: Nein, mit so Menschen will ich eigentlich nicht an einem Tisch sitzen. Da gibt es so viele Sachen, die für mich fast schon unerträglich sind. Dieses ewige Reden, diese Lautstärke, dieses vom Stuhl aufstehen und dabei den Tisch fast umschmeißen ...

Th8: Ich kann mir vorstellen, dass X. jemand ist, der mit ihrem Verhalten auch Aufmerksamkeit auf sich zieht.

Kl8: Ja sicher. Das will sie auch. Die will Aufmerksamkeit. Ich glaube, dass die so unter Druck steht, die nimmt sich keine Sekunde zurück.

Th9: Kann es sein, dass wir da ziemlich nah dran sind, was Sie so nervt?

Kl9: Konkurrenz vielleicht? … Kann sein.

Th10: Kann sein?

Kl10: Ja schon.

Th11: Es ist ein bisschen mein Gefühl, dass Sie sich sagen: das geht nicht, dass die mit so einem Scheißverhalten so viel Aufmerksamkeit bekommt.

Kl11: Es kann gut sein, gerade weil dieser Konflikt da ist ... da ist was ganz altes bei mir aus der Kindheit, wer ist besser, wer schlechter. Wer kriegt jetzt drei Punkte, wer nur zwei Punkte.

Th12: Was bedeutet denn das für Sie, wenn X. mehr Aufmerksamkeit bekommt in so einer Runde als Sie?

Kl12: Automatisch das ich Punkte verliere. Ganz automatisch. Ich rutsche ab ...

Th13: Was heißt denn Sie rutschen ab?

Kl13: In der Bewertung.

Th14: In der Bewertung der anderen rutschen Sie ab.

Kl14: Genau.

Th15: Das heißt, Sie sind weniger wichtig.

Kl15: Genau.

Th16: Sagen Sie doch mal, in welcher Bewertung genau rutschen Sie ab.

Kl16: Weniger wichtig, weniger gemocht, (Th., leise: weniger gemocht), weniger wertvoll, weniger …

Th17: Ah ja, weniger wertvoll für andere …

Kl17: … weniger präsent.

Th18: … weniger präsent, weniger Aufmerksamkeit. Okay.

Kl18: Weniger angesprochen ... (Th: Ja!) Ich gerate immer in Vergessenheit.

Th19: Sie haben das Gefühl: Ich gerate in Vergessenheit.

Kl19: Genau. Und ich dachte dann: Jetzt hat die Person auf X. aber nicht gut reagiert und sofort habe ich gedacht: Jetzt kriege aber ich zwei Punkte. Und umgekehrt, wenn jemand X. gezeigt hat, dass er sie total klasse findet ...

Th20: Wie anstrengend! Dann sind Sie ja ständig mit Ihrer Aufmerksamkeit da gefangen.

Kl20: Ja.

Th21: Das Sie sich da überhaupt noch auf so ein Spiel einlassen.

Kl21: (Lacht) Ja, langes Training.

Th22: Eigentlich sind Sie ständig in einem Konkurrenzkampf um Beachtung und Aufmerksamkeit. Wer ist hier derjenige, der mehr Aufmerksamkeit, mehr Zuwendung bekommt.

Kl22: Und da weiß ich auch aus meiner Kindheit, dass die ältere Schwester von uns mit meiner kleinen Schwester – ich sage immer „die Böse Schwester" und ich, wir waren die beiden Kleinsten – die hat immer solche Spiele mit uns gespielt. Die hat entweder nur mit einer von uns zu tun gehabt, und die andere wurde dann völligst ausgemobbt oder umgekehrt ...

Th23: Okay. Aber lassen Sie uns doch noch mal auf die aktuelle Situation zurückkommen. Was heißt das denn jetzt für Sie, dass Sie erkennen: Ich stehe mit X. in einem Konkurrenzkampf um Aufmerksamkeit?

Kl23: Erstmal finde ich gut, dass ich das erkenne. Solange ich das nicht erkenne, gerate ich in so einen Sog ... oder ich fühle mich auf einmal so eingesperrt und kann nicht nach links und rechts gucken und dann läuft immer genau das ab ...

Th24: ... dieser Film um Konkurrenz um Aufmerksamkeit.

Kl24: Genau. Und fühle mich einfach nur schrecklich und scheiße und ...

Th25: ... wütend.

Kl25: Genau. Und ich weiß gar nicht, woher kommt das denn jetzt.

Th26: Ja.

Kl26: Und es ist ja schon ganz gut gewesen, dass ich gestern erkannt habe, dass das X.s Problem ist und nicht meins. Also wenn sie so mit anderen Menschen so umgeht ...

Th27: Aber Ihre Wut ist Ihr Problem.

Kl27: Ja, die Wut ist mein Problem.

Th28: Was ist denn an dieser Wut für Sie das Problem?

Kl28: Dass ich die nicht in den Griff bekomme, diese Wut. Ich will so gar nicht sein.

Th29: … und Wut versauert einem ja auch das Leben. Ich stelle es mir sehr anstrengend vor, wenn man die ganze Zeit wütend ist und dann noch wirklich Spaß an dem Spiel zu haben.

Kl29: Ja, das ist auch so.

Th30: Und ich möchte Sie gern unterstützen, dass Sie die Wut nicht mehr so haben müssen. Dafür sollten wir noch mal gucken: Was genau ärgert sie, wenn X. mehr Aufmerksamkeit bekommt?

Kl30: Mmh …

Th31: Stellen Sie sich noch mal vor: Die X. ist beim Spielen dabei, ist laut, macht Sprüche … und alle gucken Sie an. Manche machen sogar Späße mit ihr.

Kl31: Ja, das ärgert mich.

Th32: Das finden Sie echt eine Unverschämtheit.

Kl32: Ja, das könnte man vielleicht so sagen.

Th33: Das ist ja auch völlig ok. Sie dürfen das so finden. Ich habe nur den Eindruck, es geht Ihnen selber damit nicht richtig gut.

Kl33: Ja.

Th34: Aber Sie finden es eine Unverschämtheit.

Kl34: Ehrlich gesagt, eine totale Unverschämtheit.

Th35: … dass die überhaupt Aufmerksamkeit fordert, ärgert Sie.

Kl35: … irgendwie schon.

Th36: … und dass die anderen ihr die Aufmerksamkeit geben auch.

Kl36: Ja. Sollen die anderen sie doch ignorieren, dann kann sie sehen, was sie davon hat.

Th37: Das heißt, nach Ihrem Gefühl sollte die keine Aufmerksamkeit fordern und die anderen ihr keine geben.

Kl37: Auf jeden Fall finde ich die Art total blöd. Immer dieses: Hallo hier bin ich.

Th38: Ja, ja. Sie haben das Gefühl, die spielt sich in den Vordergrund, und die anderen gehen drauf ein.

Kl38: Ja.

Th39: Das heißt, sie sollte in Ihren Augen zurückhaltender sein, keine Aufmerksamkeit fordern und die anderen sollten ihr keine geben.

Kl39: Ja.

Th40: Ah ja, die andere sollte keine Aufmerksamkeit kriegen … das steht ihr nicht zu.

Kl40: Ja.

Th41: … die steht Ihnen zu.

Kl41: Na, so würde ich das nicht sagen.

Th42: Nicht? … Ich hab schon den Eindruck.

Kl42: Ja? … Ja, Sie haben schon Recht.

Th43: Das ist ja auch völlig in Ordnung. Aber so sehen Sie es: Ihnen steht die Aufmerksamkeit zu.

Kl43: Ja, …

Th44: Die komplette Aufmerksamkeit.

Kl44: Ja, das wäre schön.

Th45: Ja, das glaube ich Ihnen. Das würde sich gut anfühlen.

Kl45: Ja, sehr.

Th46: Aber wenn Sie nicht die komplette Aufmerksamkeit bekommen, ärgern Sie sich.

Kl46: Mmmh.

Th47: Das heißt, Sie erwarten schon, dass die anderen Ihnen die absolute Aufmerksamkeit geben. So als hätten Sie ein Recht darauf.

Kl47: Das hört sich aber krass an.

Th48: Verstehe, das fühlt sich für Sie unangenehm an. Aber da es Ihnen damit nicht gut geht, sollten wir uns genau angucken, was da ist. Nur dann kann es Ihnen langfristig besser gehen.

Kl48: Das stimmt schon.

Th49: Und Sie haben schon das Gefühl, Sie haben ein Recht auf die absolute Aufmerksamkeit.

Kl49: Ja, schon. Aber das klingt so, als wollte ich die Königin sein und alle von ihrem Hofstaat müssten sich mit der Königin beschäftigen.

Th50: Ja, es klingt so, als würde Ihr Gefühl genau das sagen. Sie sind die Königin und die anderen sollen sich nur um Sie drehen.

Kl50: Aber ich arbeite ja daran.

Th51: Ja genau. Das ist super. Aber ich würde Ihnen anbieten …

Kl51: Ich habe ja gemerkt, das geht nicht so. Deshalb bin ich beim letzten Mal dann auch aufgestanden und in meine Wohnung rüber gegangen. Da hab ich mich dann aber auch schrecklich gefühlt. Es hat mir aber keine Ruhe gelassen und ich bin irgendwann wieder rüber gegangen.

Th52: Warum denn?

Kl52: Weil ich mir den Abend nicht verderben lassen wollte.

Th53: Ah, ok. Und auch damit dann alle wieder auf Sie gucken?

Kl53 (lächelt): Ja, auch.

Th54: Das fühlt sich dann gut an. Wieder ein besonderer Auftritt. … Eigentlich geht es Ihnen darum zu gucken, wie kann ich jetzt wieder die oberste Position bekommen. Wie kriege ich das hin, dass ich diejenige bin, die wieder die meiste Aufmerksamkeit bekomme.

Kl54: Das ist aber nicht grundsätzlich so. Ich kann mich auch total zurückhalten. Und bin dankbar, wenn andere ihr Ding machen und kann einfach nur dabeisitzen und ich profitier davon. Das ist dann aber bei Leuten wie X. so, wenn mit denen mal was war und es darum ging: wer ist besser, wer schlechter. Was natürlich nicht stimmt ...

Th55: Mein Eindruck ist es, dass es besonders schwierig für Sie ist, wenn eine Person mehr Aufmerksamkeit als Sie bekommt.

Kl55: Ja ... , ja ...

5.2.2   Kommentar zur Sitzung „konfrontatives Handeln"

Um zu konfrontieren und damit der Klientin die Spielebene bewusst zu machen, ist es für die Therapeutin notwendig, ein Modell davon zu haben, wie die Klientin funktioniert und wie sich das in einer Situation, durch welche die Klientin getriggert ist, zeigt (Klientenmodell). Für die Situation aus der Sitzung lautet das Modell:
Interaktionelle Ziele:
* die Wichtigste sein
* absolute und uneingeschränkte Aufmerksamkeit bekommen
* ein Recht darauf zu haben, andere strafen zu dürfen, wenn diese ihr nicht die entsprechende Aufmerksamkeit zuteilwerden lassen oder Aufmerksamkeit für sich fordern
Damit setzt die Klientin Regeln und bestimmt, wie andere sich zu verhalten haben.
Strategien:
* unterhaltsam sein

- sich zurückziehen (bis die anderen ihr Fehlen bemerken)
- dann wiederkommen und einen großen Auftritt haben

Kosten:
- ständig zu kontrollieren, ob sie im Mittelpunkt steht, ist anstrengend und verdirbt den Spaß
- Unzufriedenheit und Enttäuschung, da interaktionelle Ziele von Interaktionspartnern nie ganz erfüllt werden

Th1: Die Therapeutin hat mit der Klientin eine prototypische Situation ausgewählt und bleibt die ganze Stunde bei dieser Situation, um diese mit der Klientin ganz genau zu verstehen. Es ist wichtig, anhand konkreter Situationen zu konfrontieren.

Kl1: Die Klientin sagt, dass sie sich und die Situation auch noch nicht richtig versteht, obwohl Therapeutin und Klientin schon 20 Minuten darüber sprechen. Hier wird deutlich, dass es für Klienten sinnvoll ist, bei einer Situation zu bleiben, da ein vertieftes Verständnis Zeit braucht. Sie merkt aber, dass sie die Nachbarin nicht leiden kann.

Th2: Die Therapeutin verbalisiert das Empfinden der Klientin. Damit fängt sie direkt an – und das ist ein wichtiges Prinzip in der Konfrontation –, die internale Reaktion der Klientin aufzugreifen. Außerdem spricht die Therapeutin ohne Beschönigung das Empfinden und die Sicht der Klientin an. Dies ist wichtig, da sie der Klientin damit signalisiert: Sie darf auch krasse Sichtweisen haben und diese äußern, ohne dass sie an der Akzeptanz der Therapeutin zweifeln muss.

Kl2: Die Klientin fühlt sich damit auch verstanden und bestätigt die Verbalisierung der Therapeutin.

Diese Abfolge – Verbalisierung der Therapeutin und ggf. Bestätigung durch die Klientin – ist sehr wichtig, da mit der Klientin stückchenweise ein Verständnis der Situation entwickelt werden muss. Ein kleinschrittiges Vorgehen stellt sicher, dass die Klientin die bislang nicht bewussten Aspekte überhaupt nachvollziehen kann und dass sie aufgrund des konfrontativen Charakters der Interventionen nicht reaktant oder ärgerlich wird. Durch die Abfolge Verbalisierung und ggf. Bestätigung kann die Therapeutin immer nachvollziehen, wie weit der Erkenntnisstand der Klientin gerade ist und ihre Interventionen diesem Stand entsprechend zuschneiden. Hierdurch weiß die Therapeutin dann auch, wann sie den nächsten Schritt machen kann.

Zudem äußert die Klientin erste Aspekte dessen, was sie ärgert.

Th3: Die Therapeutin reagiert schnell.

Dies ist bei der Konfrontation auch erforderlich, da dies ermöglicht, die im Raum stehenden relevanten Punkte direkt zu nutzen. Ist die Therapeutin nicht schnell genug, passiert es, dass die Klientin schon weiterredet, an einen anderen Punkt gelangt und ein darauf folgendes Aufgreifen des ersten Punktes schon nicht mehr nachvollziehen kann.

Die Therapeutin verbalisiert hier einen relevanten Aspekt der Spielebene: Ärger, wenn andere sich in den Vordergrund stellen (= Aufmerksamkeit fordern). Damit markiert die Therapeutin diesen Aspekt als relevant und signalisiert der Klientin, dass sie bei diesem Punkt bleiben soll.

Kl3: Die Klientin bestätigt zwar, dass die Therapeutin sie richtig verstanden hat, folgt dieser Spur aber nicht weiter, sondern fokussiert auf das Objekt ihres Ärgers.

Auch wenn die Klientin die Konfrontation der Therapeutin abnickt, kann die Therapeutin nicht davon ausgehen, dass die Klientin diesen Punkt wirklich verstanden hat.

Es ist eine häufige Reaktion von der Klientin auf eine Konfrontation, Ja zu sagen, damit die Therapeutin von dem unangenehmen Punkt ablässt und sich die Klientin nicht weiter mit diesem Punkt auseinandersetzen muss. Dies gehört dazu, heißt aber, dass die Therapeutin die Intervention später wiederholen muss.

Auch dass Klienten auf das Objekt des Ärgers fokussieren, kommt häufiger vor. Damit lenken sie aber auch von sich ab. Hier geht die Klientin einen größeren Schritt aus dem Thema raus, indem sie erzählt, was X. mit jemand anderem tut. Damit kommt sie nicht mehr in der Erzählung vor.

Th4: Darauf weist die Therapeutin die Klientin mit ihrer Frage auch hin und fordert sie auf, wieder mehr über sich zu reden. Dies impliziert eine Konfrontation mit etwas, was die Klientin im Prozess tut (über andere, nicht über sich reden). Um nicht zu viel Beziehungskredit abzubuchen, verhält sich die Therapeutin gleichzeitig komplementär (… würde gerne genauer verstehen …).

Kl4: Daraufhin kommt die Klientin wieder auf ihren Ärger zurück.

Th5: Die Therapeutin greift nun eine weitere Implikation der Spielebene auf, dass die Klientin Regeln setzt. Bei dem Aspekt aus Äußerung Th3 (Ärger, wenn andere im Vordergrund stehen wollen) war die Klientin nicht mitgegangen. Deshalb lässt die Therapeutin erst einmal davon ab (mit einem innerlichen Vermerk für eine spätere Wiedervorlage) und greift einen anderen sich zeigenden Aspekt auf. Damit reagiert die Therapeutin flexibel und vermeidet, mit der Brechstange vorzugehen.

Kl5: Hier geht die Klientin auch mit.

Th6: Da die Klientin mitgegangen ist, versucht die Therapeutin direkt die nächste konfrontativere Intervention.

Kl6: Bei diesem Punkt geht die Klientin aber nicht wirklich mit, sondern rechtfertigt ihre Sichtweise, indem sie vermittelt, dass die andere sich „objektiv" unmöglich verhält.

Th7: Die Therapeutin registriert, was die Klientin tut und bleibt behutsam. Sie lässt von dem konfrontativen Punkt ab, greift aber den relevantesten Punkt, die internale Reaktion der Klientin (Ärger) auf und ignoriert dabei, die Aspekte der Klientenäußerung, die nicht zielführend sind. Zudem geht sie zu dem letzten Punkt zurück, an dem sich Therapeutin und Klientin noch einig waren (Man darf so nicht sein).

Kl7: Diesen Schritt geht die Klientin auch mit, berichtet dann aber wieder über das, was die andere tut. Damit geht sie auch nicht weiter in die von der Therapeutin intendierte Richtung.

Dies ist aber auch nicht zu erwarten: Zum einen ist das Herausarbeiten der Spielebene für die Klientin unangenehm. Zum anderen hat sie viele Aspekte der Spielebene nicht bewusst repräsentiert. Entsprechend kann und wird eine Klientin nicht von selbst die relevanten Aspekte auf den Punkt bringen können.

Th8: Da die Therapeutin aber schon ein gutes Modell hat, kann sie für die Klientin explizieren, was die relevanten Aspekte sind. Dies tut sie hier und zwar in einer Art und Weise, die es der Klientin ermöglicht, die Vermutung der Therapeutin zu überprüfen und ihr ggf. auch zu widersprechen.

Kl8: Die Klientin geht hier aber den Schritt mit und bestätigt, dass sie den Eindruck hat, dass die andere Aufmerksamkeit möchte.

Th9: Die Klientin stellt dann den Bezug des erarbeiteten Aspekts zur emotionalen Reaktion her.

Kl9: Die Klientin folgt der Sichtweise der Therapeutin erst. Lässt dann aber offen, ob der Aspekt stimmt („Kann sein."). Dies heißt für den Prozess, dass die Klientin diesen Schritt noch nicht mitgegangen ist.

Th10: Dies fällt der Therapeutin auch auf. Sie zieht sich aber dieses Mal nicht zurück, sondern fordert die Klientin auf, sich mit diesem Punkt weiter auseinanderzusetzen. Gleichzeit macht sie (mit ihrem Tonfall) deutlich, dass sie sich vorstellen kann, dass es so ist.

Kl10: Die Klientin bestätigt das dann auch.

Th11: Um sicher zu stellen, dass die Klientin diesen Aspekt verstanden hat, bleibt die Therapeutin noch eine Zeit bei dem Punkt.

Kl11: Es zeigt sich, dass es auch wichtig ist, bei diesem Punkt zu bleiben, weil er für die Klientin so unangenehm zu sein scheint, dass sie hier wieder vermeidet und versucht, auf ein anderes Thema (Kindheit) zu lenken.

Th12: Die Therapeutin lässt sich von der Spur nicht abbringen, ignoriert das neue Thema und bleibt bei der aktuellen Situation.

Dies heißt allerdings nicht, dass die Entstehung der kritischen Aspekte grundsätzlich unwichtig ist; im Gegenteil. Die Therapeutin verfolgt hier allerdings nicht das Ziel der Klärung der biographischen Entstehung, sondern will der Klientin ihre Spielebene verdeutlichen. Dazu ist es wichtig, anderen, wenn auch relevanten Spuren wenn möglich nicht zu folgen und die Klientin in der aktuellen Situation zu halten.

Die Therapeutin fragt hier nach der Bedeutung von „weniger Aufmerksamkeit bekommen als andere". Dies ist eine geschickte Intervention, da die Therapeutin damit den Schritt, bei dem die Klientin vermieden hat, als gegeben voraussetzt.

Kl12: Die Klientin folgt diesem Schritt.

Th13-Kl19: Diese Folge von Äußerungen geht weniger in Richtung des Transparentmachens der Spielebene, sondern mehr in Richtung Klärung der Schemata.

In Phasen, in denen versucht wird, den Klienten die Spielebene zu verdeutlichen, passiert es häufig, dass Aspekte der negativen Selbstschemata aktiviert werden. Dies liegt daran, dass die Situationen, in denen die kompensatorischen Schemata der Klienten aktiviert werden und auf Grund derer sie dann Spielverhalten zeigen, grundsätzlich auch dazu geeignet sind, die negativen Selbstannahmen zu aktivieren. Die Spielebene stellt ja im Prinzip einen Schutz dar, um die negativen Auswirkungen der dysfunktionalen Selbstschemata nicht zu spüren.

Um als Therapeut zu merken, ob gerade kompensatorische Schemata oder Selbstschemata aktiviert sind, hilft die Heuristik: Eine Aktivierung der kompensatorischen Schemata geht mit Ärger einher; die Aktivierung von Selbstschemata häufig mit Traurigkeit.

An dieser Stelle muss die Therapeutin die Entscheidung treffen, ob sie bei der Konfrontation bleibt oder ob sie versucht, Schemata zu klären. Da die Konfrontation dazu dient, einen Arbeitsauftrag zur Schemaklärung zu entwickeln, liegt beim Transparentmachen der Spielebene also noch kein Arbeitsauftrag des Klienten zur Schemaklärung vor. Deshalb führt ein Klärungsversuch an dieser Stelle häufig nicht weit und es ist dann günstig, nicht auf Klärung umzuschwenken, sondern bei der Konfrontation zu bleiben.

Wenn sich die Therapeutin entscheidet, bei der Konfrontation zu bleiben, ist es natürlich trotzdem wichtig, den Klienten, wenn Selbstschemaaspekte aktiviert sind, nicht abzuwürgen, sondern ein Stück zu begleiten und dann wieder Richtung Konfrontation zu wechseln.

Th20+Th21: Hier geht die Therapeutin auf die Kosten des Systems der Klientin ein und setzt dann die Konfrontation fort.

Th22: Die Therapeutin geht noch mal auf die bislang erarbeiteten Aspekte ein.

Kl22: Die Klientin versucht noch Mal, in die Biographie zu gehen.

Th23: Die Therapeutin steuert direkt gegen und versucht, die Klientin zu einer weitergehenden Auseinandersetzung zum Thema Konkurrenzkampf um Aufmerksamkeit zu veranlassen.

Kl23-Kl26: Die Klientin sagt hier, dass sie erkennt, worum es geht. In den folgenden Äußerungen wird jedoch deutlich, dass die Erkenntnis schwankt.

Th24-Th27: Die Therapeutin greift weiterhin die für die Spielebene relevanten Aspekte auf. Sie schafft es hier die bei Konfrontationen wichtige Haltung beizubehalten: akzeptierend, freundlich, geduldig und hartnäckig.

Th28+Th29: Um die Klientin zu motivieren, sich mit dem Thema weiter auseinanderzusetzen, geht die Therapeutin noch einmal auf die Kosten des Ärgers ein.

Th30: Im nächsten Schritt wirft sie dann eine Frage auf, die wiederum eine Konfrontationsmöglichkeit eröffnen soll.

Kl30: Die Klientin ist bereit, noch einmal einzusteigen.

Th31: Und die Therapeutin gibt die relevanten Stimuli der Situation vor, um die kompensatorischen Schemata und den damit verbundenen Ärger zu aktivieren.

Kl31: Die Klientin ärgert sich, was eine Schemaaktivierung anzeigt.

Th32: Die Therapeutin verbalisiert, dass die Klientin das Verhalten der anderen sehr negativ bewertet.

Kl32: Die Klientin bestätigt zwar die Aussage der Therapeutin, relativiert aber mit einem „Vielleicht"; es ist ihr anscheinend unangenehm das so „zuzugeben".

Th33: Darauf reagiert die Therapeutin mit einer Beziehungsbotschaft, in dem sie deutlich macht, dass sie die Klientin nicht bewertet und dass sie das Thema nur anspricht, weil es der Klientin damit nicht gut geht.

Th34: Dann wiederholt sie ihre Aussage.

Kl34: Und die Klientin geht mit.

Th35-Th37: Die Therapeutin expliziert schrittweise, die Erwartungen der Klientin.

Kl35+Kl36: Die Klientin folgt der Therapeutin zwei Schritte lang.

Kl37: Dann fokussiert sie auf die Nachbarin.

Th38: Weil die Klientin davor mitgegangen ist, entscheidet sich die Therapeutin hier, es einfach noch einmal zu versuchen.

Kl38: Da die Klientin dann auch sofort wieder einsteigt, geht die Therapeutin Schritt für Schritt weiter: Th39-Th41.

Kl41: An diesem Punkt geht es der Klientin zu weit.

Th42: Daraufhin macht die Therapeutin eine etwas riskante Intervention: Obwohl die Patientin nicht mitgeht, zieht sich die Therapeutin nicht zurück, sondern stellt noch mal ihren Eindruck zur Verfügung. Riskant ist diese Intervention deshalb, weil man damit schnell über der Kante des Möglichen ist und die Klienten dann ganz aus dem Prozess aussteigen. Bei einer guten Beziehung kann die Intervention wie in diesem Fall funktionieren (Kl42).

Th43: Da die Therapeutin eine relativ harte Konfrontation gemacht hat, leidet sie ihre nächste Äußerung mit einer Beziehungsbotschaft ein, versucht dann aber die Erkenntnis (Mir steht die Aufmerksamkeit zu.) festzuklopfen.

Kl43: Da die Klientin mitgeht, legt die Therapeutin noch mal nach (Th44).

Kl44: Die Aussage der Klientin, dass sich eine vollständige Erfüllung ihrer interaktionellen Ziele gut anfühlen würde, begleitet die Therapeutin empathisch (Th45).

Th46: Dann kommt sie wieder auf den problematischen Aspekt.

Th47: Und geht noch eine Konfrontationsstufe weiter.

Kl47: Die überzogenen Erwartungen auf der Spielebene expliziert zu hören, klingt häufig krass. Dies liegt daran, dass sie krass sind. Es kommt öfter vor, dass Klienten das dann auch so empfinden. Wenn sie das äußern, wie diese Klientin, schwingt häufiger noch die Botschaft mit: Das fühlt sich unangenehm an, lassen Sie uns nicht weiter drüber reden und sagen Sie, dass es gar nicht so schlimm ist. Es ist besser als Therapeut, diesen Appellen nicht zu folgen, da man sonst die erarbeiteten Erkenntnisse wieder zunichte macht.

Th48: Die Therapeutin reagiert angemessen. Sie ist empathisch und verständnisvoll für die schlechten Gefühle der Klientin, macht diese aber auch nicht weg, sondern macht deutlich, dass es zum Wohle der Klientin ist, diese Gefühle auszuhalten und sich die unangenehmen Punkte anzugucken. Damit verhält sich die Therapeutin auf der Beziehungsebene komplementär.

Th49: Dann greift die Therapeutin die angesprochenen Punkte der Inhaltsebene wieder auf.

Kl49: Die Klientin sieht an dieser Stelle, dass sie ein Recht auf absolute Aufmerksamkeit fordert. Dies zeigt sich deutlich in dem Bild, das sie über sich entwickelt (Königin und Hofstaat). Wiederum macht die Klientin deutlich, dass diese Erkenntnis unangenehm ist, mit dem versteckten Appell zu widersprechen oder runterzuspielen.

Th50: Die Therapeutin ignoriert den Appell und bestätigt noch mal das Bild der Klientin, um die Erkenntnis wirklich eindringlich zu machen.

Kl50: Wie häufig in Konfrontationsprozessen, führt die Klientin an dieser Stelle an, dass sie das (eben erst erkannte) Problem schon beseitigt hat. Dies dient häufig auch dazu, nicht weiter über den unangenehmen Punkt sprechen zu müssen.

Th51: Die Therapeutin versucht dann auch, der Klientin wieder ein Bearbeitungsangebot zu machen.

Kl51: Die Klientin lässt die Therapeutin jedoch nicht ausreden und berichtet, was sie getan hat, als sie sich beim Spielen so geärgert hat.

Die Therapeutin lässt die Klientin erzählen, da sie durch die Unterbrechung merkt, dass sie an der Kante des Möglichen war und sich deshalb besser kurz zurückzieht. Außerdem weiß die Therapeutin, dass die Klientin jetzt von einer Strategie berichtet, sich wieder Aufmerksamkeit zu verschaffen, und dass sie dies wiederum zur Konfrontation nutzen kann.

Th52: Deshalb fragt die Therapeutin auch nach den Beweggründen der Klientin.

Kl52: Die Klientin berichtet auf die Frage allerdings keine konfrontationsrelevanten Aspekte.

Th53: Diese expliziert daraufhin die Therapeutin.

Kl53: Und die Klientin bestätigt die Explizierung.

Th54: Die Therapeutin versucht dann, diesen Aspekt weiter auszubauen.

Kl54: Die Klientin geht aber nicht mit.

Th55: Da die Klientin an diesem Punkt schnell ausgewichen ist, nimmt sich die Therapeutin zurück und fängt bei einem weniger konfrontativen Punkt an, über den sich Klientin und Therapeutin schon an mehreren Stellen einig waren.

5.3   Schema-Bearbeitung

Zur Verdeutlichung einer konstruktiven Schema-Bearbeitung mit histrionischen Klienten soll hier ein Transkript eines Ein-Personen-Rollenspiels (EPR) dargestellt werden.

Herr M. ist ein 42-jähriger Geschäftsmann, der wegen „Panik und Agoraphobie" in Therapie kommt; eine genaue Analyse zeigt jedoch eine relativ ausgeprägte histrionische Persönlichkeitsstörung auf mit typischen dysfunktionalen Schemata.

Nach der Phase der komplementären Beziehungsgestaltung gelingt es in der zweiten Phase, Herrn M. zu konfrontieren und ihm deutlich zu machen, dass er Beziehungspartner deutlich manipuliert und sich damit selbst in hohem Maße Probleme schafft; damit kann ein Arbeitsauftrag entwickelt werden. Nach dem Herausarbeiten dysfunktionaler Schemata beginnt eine systematische Schemabearbeitung mit dem Ein-Personen-Rollenspiel (EPR). Das Transkript stammt aus der 33. Stunde und stellt die erste EPR-Sitzung dar.

5.3.1   Das Transkript der Sitzung „konstruktive Schema-Bearbeitung"

[Zur Erklärung der Abkürzungen: Beim EPR als Dreistuhltechnik nimmt der Klient unterschiedliche Rollen ein. Auf der einen Position ist er in der Klientenrolle (im Transkript Kl), der Therapeut ist dann auch in seiner normalen Rolle (im Transkript Th). Auf dem anderen Stuhl ist der Klient sein eigener Therapeut (im Transkript Kl/Th), der Therapeut übernimmt dann die Rolle des Supervisors (im Transkript Th/Sup).]

Th1: Wir haben beim letzten Mal eine Annahme, wie wir das genannt haben, herausgearbeitet, wo Sie sagen: „Ich bin nicht wichtig." Und wenn Sie einverstanden sind, würde ich heute mal gerne was mit Ihnen ausprobieren, wo wir uns mit dieser Annahme noch mal beschäftigen. Wäre das ok?

Kl1: Mmh!

Th2: Dann würde ich Sie bitten, einfach mal auf diesen Stuhl zu wechseln! *(Klient wechselt auf Therapeuten-Position.)* Und ich würde Sie bitten, sich einfach mal vorzustellen, dass Sie auf diesem Stuhl Ihr eigener Therapeut sind. Sie sitzen sozusagen gleichzeitig als Klient auf dem anderen Stuhl und sitzen hier auf dem Stuhl und sind Ihr eigener Therapeut.

Kl/Th2: Mein eigener Therapeut?

Th/Sup3: Ich weiß, das ist schwer, wir werden das langsam einführen, ich werde Ihnen helfen, und als Ihr eigener Therapeut würde ich Sie bitten, sich mal vorzustellen, Sie sind ganz anderer Meinung als Ihr Klient. Ihre Aufgabe besteht darin, irgendwas zu finden, was ihm weiterhilft. Also was ihm sozusagen hilft, von dieser Annahme, die er jetzt hat, wegzukommen.

Kl/Th3: Boah, ich stell's mir schwierig vor.

Th/Sup4: Ja, das ist schwierig, das sag' ich Ihnen. Das ist natürlich schwierig, wir brauchen auch Zeit, um uns dran zu gewöhnen. Ist ok, wir müssen uns jetzt auch nicht unter Druck setzen.

Kl/Th4: Mmh.

Th/Sup5: Na, vielleicht versuchen Sie mal, einfach sozusagen Sie sind der Therapeut von dem Herrn M. da und der Herr M., Ihr Klient, hat gesagt: „Ich bin nicht wichtig." Was könnten wir finden an Gegenannahmen und Ideen, um ihn davon abzubringen, um ihm zu zeigen: Das stimmt nicht! Er sagt: „Ich bin nicht wichtig." Haben Sie irgendeine Idee, wir machen erst mal ein Brainstorming, wir gucken erst mal, was fällt uns ein, was fällt Ihnen ein, was fällt mir ein?

Kl/Th5: Ja, ich weiß nicht, ich meine, er macht ja auch die Erfahrung ständig, ja, dass er nicht wichtig ist, aber deswegen, ppffh, weiß ich gar nicht, was ich ihm da jetzt erst mal so sagen soll. Ich will ihn ja jetzt auch nicht anlügen oder so.

Th/Sup6: Nö, ich auch nicht. Aber wir könnten ihn ja vielleicht auf etwas aufmerksam machen. Wissen Sie „ich bin nicht wichtig", das hatten wir ja schon zu Beginn, bedeutet ja so die Annahme: Ich spiele im Leben anderer keine Rolle, keiner interessiert sich für mich, keiner ruft mich an, keiner will was mit mir zu tun haben.

Kl/Th6: Mmh.

Th/Sup7: Würden Sie denn sagen, das ist so? Sie kennen ihn ja ganz gut.

Kl/Th7: Also, dass wirklich keiner sich interessiert, keiner anruft, phh, ja das ist vielleicht ein bisschen übertrieben.

Th/Sup8: Ein ganz kleines bisschen, ja. Mmh.

Kl/Th8: Also ...

Th/Sup9: Dann wollen wir mal sehen! Wir können ja erst mal das Argument so aufbauen, dass man sagt, das ist ein wenig übertrieben, weil ... Weil was?

Kl/Th9: Ein wenig übertrieben, weil ..., äh, es schon auch vorkommt, dass jemand anruft, aber ich weiß schon, was er dazu sagt.

Th/Sup10: Ja, das interessiert uns jetzt nicht. Das hören wir uns gleich an, wenn wir ihn wieder in der Position da haben.

Kl/Th10: Ok, gut. Also es ist ein bisschen übertrieben, weil ja auch Leute anrufen, weil ja auch einer schon mal nachfragt. Also es gibt auch, ja, Beispiele für das Gegenteil.

Th/Sup11: Sagen Sie's ihm mal direkt! Der sitzt jetzt da vor Ihnen und hört Ihnen aufmerksam zu.

Kl/Th11: Phh! Ok. Also, dass du sagst, du bist nicht wichtig, ist ein bisschen übertrieben, denn das gibt ja auch so Gegenbeispiele, also es gibt ja auch so Beispiele dafür, dass, also manchmal ruft dich ja einer an, oder manchmal interessieren sich ja Leute auch für das, was du machst und fragen und so …

Th/Sup12: Ok. Gehen Sie mal wieder rüber!

Klient wechselt auf Klienten-Position.

Th13: Sie sind jetzt wieder Klient und ich möchte, dass Sie sich sehr sorgfältig anhören, was Ihr Therapeut sagt und das mal auf sich wirken lassen und gucken, ob Sie irgendwas davon überzeugt und wenn ja, was? Aber auch zu gucken, gibt's ein „Aber", gibt's irgendwas in Ihnen, wo Sie sagen oder denken: „Nee, das überzeugt mich gar nicht!" Ihr Therapeut hat jetzt gesagt: „Na ja, das stimmt ja nicht, dass du völlig unwichtig bist, weil es rufen dich ab und zu Leute an, fragen nach, interessieren sich für dich. Das kann nicht stimmen, dass du nicht wichtig bist." Wie wirkt das auf Sie? Überzeugt Sie das?

Kl13: Ja, da kommen erst mal ganz viele „Abers" jetzt bei mir hoch, wo ich halt so denke: Ja, das ist irgendwie halt auch nicht so oft, und ...

Th14: Reicht nicht!

Kl14: Nee!

Th15: Was müsste denn sein, damit es reicht?

Kl15: Ja, das ist eine gute Frage!

Th16: Glaube ich auch!

Kl16: Habe ich jetzt so noch gar nicht so darüber nachgedacht.

Th17: Dann tun Sie's mal!

Kl17: Ich weiß nicht, ich müsste irgendwie das Gefühl haben, ja das dreht sich im Kreis, ich müsste das Gefühl haben, es reicht ...

Th18: Ja, wann hätten Sie das Gefühl? Wodurch hätten Sie das Gefühl?

Kl18: Ja, ich hab' da zum Beispiel einen Freund, ich weiß nicht, der ruft mich vielleicht einmal im Monat an.

Th19: Mmh. Wann, was wäre genug? Jeden Tag dreimal?

Kl19: Nein, also das wäre übertrieben! Aber so, ja vielleicht einmal die Woche, das wäre schon irgendwie, wo ich denke, eigentlich haben wir uns ja auch viel zu erzählen, nur, da kommen wir ja nie zu, weil der sich einfach nicht, ja „nicht" stimmt nicht, aber so selten meldet.

Th20: Würden Sie sagen, Ihre Annahme heißt eigentlich nicht „ich bin nicht wichtig", sondern „ich bin nicht wichtig genug"?

Kl20: Könnte man eventuell so sagen.

Th21: Könnte man oder kann man?

Kl21: Ja, kann man so sagen, ja.

Th22: Ok. Dann wollen wir mal.

   Klient wechselt auf Therapeuten-Position.

Th/Sup23: Ok, Sie sind jetzt wieder Therapeut. Sie sind ganz anderer Meinung als der Klient und Ihre Aufgabe ist nach wie vor, ihn davon abzubringen.

Kl/Th23: Ja.

Th/Sup24: Ihr Klient sagt jetzt: Eigentlich heißt die Annahme „ich bin nicht wichtig genug", „das reicht mir nicht".

Kl/Th24: Ja.

Th/Sup25: Was könnten wir ihm sagen?

Kl/Th25: Ja irgendwie, es ist komisch, jetzt kommt bei mir dieselbe Frage hoch, die Sie mir eben gerade drüben gestellt haben. Irgendwie denke ich: Wo würde es denn reichen, so?

Th/Sup26: Ja, das ist ja auch eine wichtige Erkenntnis, die Sie jetzt haben. Wenn Ihr Klient sagt, ich bin nicht wichtig genug, müsste er eigentlich irgendwelche Grenzen definieren oder Standards definieren oder irgendwie definieren, wann er wirklich das Gefühl hätte, es ist genug, und jetzt habe ich das Gefühl, ich bin für andere wichtig!

Kl/Th26: Ja, ich überlege gerade, also ich überlege gerade, ob er überhaupt schon mal zu dem Schluss gekommen ist, ich bin jetzt jemandem wichtig genug. Ja vielleicht so in der Anfangszeit mit seiner Frau, als er die kennengelernt hat, so diese Schmetterlinge im Bauch, man hockt den ganzen Tag zusammen und ist die ganze Zeit ganz verliebt. Also da hat er das, glaube ich, mal gehabt.

Th/Sup27: Ja, in extremen Situationen. Wo jemand sich rund um die Uhr um ihn kümmert.

Kl/Th27: Ja, das war schon so. Das war wirklich, da hat er ganz viel gekriegt.

Th/Sup28: Mmh, klar! Das ist ja meist so, wenn man erst kurz zusammen ist.

Kl/Th28: Und dann kam auch irgendwann schon so eine Phase, wo er anfing, unzufrieden zu sein.

Th/Sup29: Aber können wir daraus schließen, dass er uns eigentlich indirekt sagt: Wenn ich extrem viel Zuwendung kriege, dann habe ich das Gefühl, ich bin wichtig. Aber sobald ich nicht mehr extrem viel kriege, denke ich, es reicht nicht!

Kl/Th29: Ja, ich merke so, wie jetzt so Gedanken aus seiner Sicht kommen.

Th/Sup30: Wollen wir ihm das erst mal sagen? Wir können ihn mal provozieren.

Kl/Th30: Ja, ok. Können Sie's bitte noch mal wiederholen?

Th/Sup31: Ich habe das Gefühl, wir sollten ihm mal sagen, wenn er ganz, ganz viel kriegt, ist er zufrieden, aber sobald er nicht mehr ganz, ganz viel kriegt, ist er nicht mehr zufrieden. Dann denkt er, ich bin nicht wichtig, es reicht nicht, ich bin nicht wichtig genug.

Kl/Th31: Also, ich habe das Gefühl, dass du eigentlich nur dann zufrieden bist, wenn du ganz, ganz viel kriegst, also so viel, wie man auch eigentlich gar nicht im Alltag so erwarten kann. Und wenn das so da runter geht, also immer noch viel, aber nicht mehr so hyperviel, dann hast du direkt das Gefühl: Das reicht nicht!

Th/Sup32: Hhm. Ok. *(Fordert den Klienten mit der Hand auf, den Stuhl zu wechseln.)*
    Klient wechselt auf Klienten-Position.

Th33: Ja, wenn's nun wieder in die Klientenposition geht, jetzt hat Ihnen Ihr Therapeut eine Frage gestellt, also müssen wir die Frage beantworten. Die Frage war: Wie siehst du das, wenn du ganz viel kriegst, bist du zufrieden, dann denkst du, ich bin wichtig genug und sobald du nicht mehr so viel kriegst, sagt der Therapeut, fängt sofort das Gefühl an, ich bin nicht wichtig genug. Wie ist das?

Kl33: Ja, ich sag mal so, das ist eine interessante neue Perspektive!

Th34: Könnte man sagen, ja!

Kl34: Mein Gefühl sagt ein bisschen was anderes.

Th35: Nämlich?

Kl35: Mein Gefühl sagt mehr so was wie: Meistens krieg ich nur ganz, ganz wenig, ich habe einmal ganz, ganz viel bekommen, das dazwischen kenne ich gar nicht. Also ich kenne meine Grenze sozusagen gar nicht. Ich kann gar nicht sagen: Ab hier oder ab hier bin ich zufrieden, weil ich in der Regel ignoriert werde und nur einmal bin ich sozusagen richtig wichtig genommen worden.

Th36: Mmh. In der Regel werde ich ignoriert!

Kl36: Ja.

Th37: Ok. Wollen wir mal schauen. *(Therapeut weist auf Therapeuten-Position.)*
    Klient wechselt auf Therapeuten-Position

Th/Sup38: Ja, Sie gehen wieder in die Therapeutenposition, Sie sind wieder ganz anderer Ansicht als der Klient und wir gucken wieder, was können wir dem entgegensetzen? Ihr Klient sagt: Na ja, könnte schon sein mit dem „ganz viel" und „ganz wenig", aber ich habe gar keine Ahnung, weil ich kenne meine Grenzen gar nicht, ich werde eigentlich pausenlos ignoriert. Und das reicht natürlich nicht!

Kl/Th38: Ja, da muss ich sagen, ich weiß gar nicht, wie es ist, weil bei dem, was Sie gerade sagten, also das würde ja heißen, sobald er nur noch 99% kriegt, hat er das Gefühl, er ist ganz unwichtig.

Th/Sup39: Ja, das ist eine These, der müssten wir mal nachgehen.

Kl/Th39: Aber wenn die These stimmt, dann würde das heißen, was er gerade gesagt hat, kann doch nicht stimmen. Also er hat einfach nur immer ganz schnell das Gefühl, er ist ganz unwichtig. Aber ob es faktisch so ist, kann man ...

Th/Sup40: Das ist eine wichtige These. Aber wie können wir ihm das beweisen? Wenn diese These stimmt, müssten wir ihm ja das beweisen. Verstehen Sie, wenn wir das behaupten, wird er uns das nicht glauben, ist doch klar! Das heißt, eigentlich müssten wir ihm beweisen, dass er ja doch eigentlich relativ viel kriegt, viel mehr, als er denkt – als er denkt, dass er kriegt. Weil eigentlich, ich weiß nicht, wie es Ihnen als Therapeut geht, aber sitzt der da und sagt: Ich bin eine arme Sau und kein Schwein ruft mich an. Und das wollen wir ihm so nicht abnehmen!

Kl/Th40: Ja gut, ok. Also, wenn ich irgendwie versuche, mich davon zu distanzieren, stimmt das nicht so ganz.

Th/Sup41: Ok, was stimmt nicht? Lassen Sie uns mal ganz konkret sehen, was nicht stimmt und wenn, dann müssen wir ihm das im Detail nachweisen, dass das Unfug ist.

Kl/Th41: Ja, ja. Also er kriegt schon eigentlich auch Signale, wo man eigentlich auch sagen müsste, die sind auch schon gut! Die sind auch was wert!

Th/Sup42: Welche? Wann? Von wem? Machen Sie's mal konkret!

Kl/Th42: Ja, der Freund zum Beispiel, der ruft dann einmal im Monat an, aber dann sagt der auch: Mensch, tut mir leid, dass das wieder so lange gedauert hat, aber schön, dass wir uns mal wieder sprechen! Das heißt ja eigentlich, der freut sich, mit mir zu sprechen!

Th/Sup43: Ja, so isses!

Kl/Th43: Das kriegt er aber nicht mit, weil er direkt denkt: Der hätte ja auch eine Woche vorher anrufen können!

Th/Sup44: Ok, was wollen wir ihm sagen? Wenn Sie diese Erkenntnis jetzt haben, was möchten Sie dem Klienten damit vermitteln? Was soll der wissen, was soll der denken?

Kl/Th44: Also ich hätte zwei Ideen, ich weiß nicht, ob ich die gleichzeitig rüberbringen kann. Eine Idee wäre, dass ich sozusagen ihm sage: Du kriegst ganz viel, was auch wertvoll ist! Und das, was ich kombinieren würde damit, wäre: Aber du machst es dir eigentlich selber kaputt!

Th/Sup45: Ok.

Kl/Th45: ... weil du so angepisst bist!

Th/Sup46: Lassen wir's doch erst mal dabei. Gucken wir doch erst mal!

Kl/Th46: Also die beiden Sachen?

Th/Sup47: Ja, versuchen wir's! Vielleicht müssen wir die noch mal trennen. Wir probieren's erst!

Kl/Th47: Ok. Also: Guck mal, dein Freund, der ruft dich jetzt nicht so oft an, aber wenn der dich anruft, dann macht der eigentlich schon klar, dass ihm das was bedeutet. Und dass du ihm auch was bedeutest. Und ich hab den Eindruck, weil du einfach dann immer schon total gekränkt schon vorher bist und einen auf beleidigte Leberwurst machst, kriegst du gar nicht mit, was eigentlich passiert!

Th/Sup48: Ok. *(Weist mit der Hand auf die Klienten-Position.)*
Klient wechselt auf die Klienten-Position.

Th49: Ja, Sie sind jetzt wieder Klient und ich würde Sie wieder bitten, mal genau zu gucken, was Ihr Therapeut sagt, wie das auf Sie wirkt? Ob Sie was damit anfangen können, überzeugt Sie das, überzeugt Sie das nicht? Ihr Therapeut sagt: Na ja, dein Freund ruft dich an, zeigt ganz viel Interesse und das müsste dir eigentlich klarmachen, dass du ihm wichtig bist, aber du reagierst schon so beleidigt, dass du das schon gar nicht mehr mitkriegst.

Kl49: Das kommt schon ganz gut an bei mir, muss ich sagen! Also da, ja da habe ich jetzt, ich denke, da ist auf jeden Fall was dran, also ich kriege wahrscheinlich schon mehr, als ich eigentlich sozusagen bei mir ankommen lasse. Oder ich könnte mehr kriegen, wenn ich's nehmen würde.

Th50: Mmh. Sie könnten mehr kriegen, wenn Sie's nehmen würden, ja. Mmh.

Kl50: Und ich bin wirklich dann, ich bin dann beleidigt. Also wenn der zwei Wochen nicht angerufen hat, bin ich beleidigt und wenn er dann anruft, hat er eigentlich schon keine Chance mehr.

Th51: Ja, ja. Das, würden Sie sagen, ist auch korrekt.

Kl51: Also, es ist schon was dran.

Th52: Wirkt es nicht mehr auf Sie, Sie nehmen das gar nicht mehr zur Kenntnis, dass der das positiv meint.

Kl52: Ja.

Th53: Wie ist denn das für Sie, wenn Sie so denken: Eigentlich könnte ich viel mehr kriegen.

Kl53: Es macht eben ein bisschen Hoffnung, so.

Th54: Mmh.

Kl54: Das heißt, irgendwie bin ich auch noch sehr skeptisch, ob das wirklich so ist.

Th55: Folgen wir der Skepsis mal! Was macht Sie skeptisch? Was heißt skeptisch in dem Fall?

Kl55: Ja, ich, ja, es ist schwer zu sagen. Ich glaube, das ist einfach auch, dass ich manchmal auch so den Eindruck habe, ja Leute machen so was zum Beispiel, weil ich mich auch schon mal beklage oder so. Der weiß ja auch, dass ich eigentlich möchte, dass der sich häufiger meldet und dann macht der das sozusagen, weil ich mich beklagt habe, nicht weil der das wirklich will.

Th56: Mmh. Ok. Gut. Wechseln Sie mal.
Klient wechselt auf Therapeuten-Position.

Th/Sup57: Ja, Sie sind wieder Therapeut, ganz anderer Meinung als der Klient und wir müssen mal gucken, was wir mit seinem Argument machen, ob wir das irgendwie entkräften können. Sein Argument heißt: Ja, es könnte ja sein, dass sich Leute kümmern und mich anrufen, aber dann tun die das nur, weil ich mich beklagt habe und sie tun das gar nicht, weil die das wollen, sondern nur, weil ich es gesagt habe.

Kl/Th57: Phhh!

Th/Sup58: Mag auf den ersten Blick überzeugend klingen.

Kl/Th58: Ja, es klingt für mich überzeugend!

Th/Sup59: Versuchen Sie mal, ein Haar in der Suppe zu finden! Eigentlich ist das absolut gequirlter Mist!

Kl/Th59: Hhm. Na gut, ok. Also eine Idee wäre vielleicht, dass er das Gegenteil ja auch nicht ausprobiert. Na, also er macht ja was, damit die Leute sich ihm zuwenden und denkt dann immer, die machen das nur, weil ich das sozusagen gefordert habe, aber er probiert's nie anders.

Th/Sup60: Ja, ok. Das ist ein wichtiges Argument! Eigentlich kann er eine gegenteilige Erfahrung gar nicht machen, weil er die gar nicht zulässt. Aber ich würde mal das auch mit ihm ein Stück tiefer durchdenken wollen. Mal angenommen, der Klient sagt seinem Freund: Ich möchte das und das, was denken Sie, was würde der Freund tun, wenn er seinem Freund wirklich vollkommen egal wäre?

Kl/Th60: Nicht mehr anrufen!

Th/Sup61: Eben. Das würde ihm entweder vollkommen am Arsch vorbeigehen, oder er würde sogar sagen: Ja, dann kannst du mich am Arsch lecken!

Kl/Th61: Ich meine, die Erfahrung hat er auch mit Leuten schon gemacht! Dass er irgendwie, die wenden sich dann ab, die sind nicht mehr da. Aber der Freund nicht!

Th/Sup62: Der Freund nicht! Aber muss man daraus nicht schließen, dass er tatsächlich seinem Freund wichtig ist? Sonst würde er doch darauf gar nicht reagieren.

Kl/Th62: Der könnte doch auch mal ein bisschen mehr das auch noch mal zeigen!

Th/Sup63: Könnte er?

Kl/Th63: Na, find ich schon. Ich hab immer das Gefühl, ich muss so lange warten.

Th/Sup64: Stop! Das sagt der Klient! Aber wir können das Argument ja mal nehmen. Der Klient sagt, er könnte sich ja auch mal mehr melden. Was würden Sie als Therapeut dazu sagen? Eigentlich sagt der Klient ja nicht, er könnte sich mehr melden, eigentlich sagt er, er müsste sich mehr melden!

Kl/Th64: Mmh.

Th/Sup65: Aber irgendwie hat der auch noch ein Leben außerhalb des Klienten, oder?

Kl/Th65: Ja, ja, der Klient könnte sich auch mal melden!

Th/Sup66: Ach? Was könnten wir ihm sagen?

Kl/Th66: Das muss ich erst mal gucken, wir hatten ja mehrere Sachen.

Th/Sup67: Mmh. Nehmen Sie eine!

Kl/Th67: Also er könnte sich auch mal melden. Und das erste war, dass die Tatsache allein, dass der Freund auch anruft, ja schon heißt, dass er ihm wichtig ist.

Th/Sup68: Ja, das reicht vielleicht schon.

Kl/Th68: Mmh.

Th/Sup69: Bringen Sie das mal rüber!

Kl/Th69: Soll ich ihm sagen?

Th/Sup70: Ja.

Kl/Th70: Also, dass dein Freund anruft, auch wenn du ihn möglicherweise nervst mit deinen Klagen, heißt ja, dass der, obwohl du ihn vielleicht nervst, noch anruft. Also das heißt, du bist ihm wichtig wahrscheinlich. Fühlt sich eher irgendwie komisch an, das zu sagen, aber ok: Wahrscheinlich bist du ihm wichtig, denn er ruft ja immer noch an. Und vielleicht solltest du mal in Erwägung ziehen, auch anzurufen.

Th/Sup71: Ok. Wechseln Sie mal.

Klient wechselt auf Klienten-Position.

Th72: Ja, wenn Sie wieder Klient sind und noch mal hören, was Ihr Therapeut gesagt hat. Er hat gesagt, eigentlich kann man daraus gar nicht schließen, dass der immer noch anruft, dass er nur anruft, weil Sie es ihm gesagt haben. Er würde das mit Sicherheit nicht machen, wenn Sie ihm gleichgültig wären. Einfach dann würde er sagen: Pfff! Was gebe ich mich ab mit dem? Wie wirkt das auf Sie?

Kl72: Also ich denke, wenn's stimmt, wär's schön!

Th73: Mmh. Ja, stimmt.

Kl73: Na ja, ich habe so das Gefühl, die Alternative wäre, ich probier's aus.

Th74: Mmh?

Kl74: Ja, also ich beklage mich nicht mehr. Und, da habe ich direkt Angst. Weil wenn ich denke, ich höre auf, mich zu beklagen, habe ich direkt Angst.

Th75: Weil was kommt?

Kl75: Ja, weil ich dann denke, dann kann ich ein halbes Jahr warten.

Th76: Mmh. Aber dann kommt das zweite Argument: Sie könnten mal anrufen.

Kl76: Hhm! Da habe ich aber gute Argumente ausgesucht!

Th77: Sie haben einen guten Therapeuten!

Kl77: Ja. Das stimmt. Stimmt. Das könnte ich machen.

Th78: Würde da irgendwas gegen sprechen von Ihrem Gefühl? Verstehen Sie, Sie wollen sich ja nicht von dem belatschern lassen, das ist ja wichtig, dass Sie denken, das kann ich akzeptieren, dass Sie's auch fühlen, dass Sie das Gefühl haben: Ja, das ist ok, das fühlt sich gut an, das kann ich machen. Und er sagt Ihnen ja: Verdammt noch mal, wenn du Kontakt haben willst und willst, dass der sich kümmert, dann musst du dich auch kümmern! Ruf ihn gefälligst an!

Kl78: Also, das finde ich schon ziemlich weit überzeugend, muss ich sagen. Es ist so, wenn ich mir vorstelle, ich würde es tun, also jetzt ich rufe ihn an sozusagen, dann habe ich da so eine Unsicherheit dabei.

Th79: Ok.

Kl79: Also so eine Unsicherheit, dass ich irgendwie so eine Befürchtung habe: Ja, der will das dann nicht! Ich kann das ja da nicht wissen in dem Moment, weil ich ihn ja anrufe.

Th80: Sie könnten ihm auf den Wecker fallen.

Kl80: Ich könnte ihm auf den Wecker fallen.

Th81: Ok. Was kann dann passieren schlimmstenfalls?

Kl81: Ja. Ich glaube, da passiert dann erst mal nicht unbedingt was Schlimmes, aber wenn ich das Gefühl hätte, ich falle ihm auf den Wecker, dann heißt das für mich persönlich aber was Schlimmes. Das würde heißen, das stimmt: Eigentlich will er nicht, dass ich anrufe. Eigentlich will er nicht mit mir sprechen. Ich nerve den ja nur und jetzt habe ich's sozusagen gemerkt, weil: jetzt war ich so frech, einfach mal anzurufen.

Th82: Ok. *(Weist auf Therapeuten-Position.)*

Klient wechselt auf Therapeuten-Position.

Th/Sup83: Sie sind wieder Therapeut und ganz anderer Meinung als Ihr Klient. Lassen Sie uns mal schauen, was wir mit dem Argument machen. Ihr Klient sagt: Ich könnte den anrufen, aber dann wüsste ich ja nicht, ob der genervt wäre. Wenn er genervt wäre, würde das ja wieder heißen, der, ja, ich bin ihm nicht wichtig!

Kl/Th83: So ein Quatsch!

Th/Sup84: Ach.

Kl/Th84: Ja, ja, ist ja völliger Quatsch!

Th/Sup85: Warum?

Kl/Th85: Ich meine, ich freue mich auch nicht immer, wenn mich einer anruft.

Th/Sup86: Ja. Das ist mir nämlich auch durch den Kopf gegangen.

Kl/Th86: Das ist ja völlig bescheuert!

Th/Sup87: Natürlich kann man sich auch mal ärgern oder auch belästigt sein durch jemanden, den man mag!

Kl/Th87: Ja, und das heißt gar nichts!

Th/Sup88: Eigentlich nicht.

Kl/Th88: Es gibt auch tausend andere Gründe, warum man ... ich bin auch immer genervt, wenn meine Frau sagt: Kommst du mal eben rüber?, wenn die in dem anderen Zimmer ist, weil ich gerade sonst was mache.

Th/Sup89: Hhm. Das heißt, wir müssen ihm eigentlich sagen, die Tatsache, dass er tatsächlich auch mal genervt reagieren könnte, bedeutet eigentlich nichts!

Kl/Th89: Tja, eigentlich bedeutet das wirklich nichts.

Th/Sup90: Ja, sagen Sie's ihm!

Kl/Th90: Also an der Stelle möchte ich dir mal ganz klar sagen, das ist echt völliger Quatsch, den du da erzählst. Wenn der mal genervt ist, dann kann das ganz viele Gründe haben und es sagt über dich oder über eure Beziehung überhaupt gar nichts aus. Also das ist wirklich bescheuert!

Th/Sup91: Mmh. *(Weist auf die Klienten-Position.)*

   Klient wechselt auf Klienten-Position.

Th92: Ja Klient, wie ist das, wenn der Therapeut sagt, das sagt gar nichts aus, das Argument ist eigentlich richtig bescheuert.

Kl92: Ja, ich ärgere mich so ein bisschen über mich, weil ich das Gefühl habe, dass ich so'ne Scheiße da mache.

Th93: Das sollten Sie auch, ja. Was würde denn das jetzt heißen für Sie? Was wollen Sie jetzt daraus für Konsequenzen ziehen, was lehrt Sie das?

Kl93: Ja, das würde eigentlich heißen, ich muss das machen. Also ich muss mich auch mal melden. Ja, ich muss vielleicht auch mal hingehen, wenn sich jemand mal nicht meldet, muss vielleicht auch mal'n bisschen mit dem Gejammer aufhören.

Th94: Ein ... bisschen!

Kl94: Ja, fühlt sich komisch an, die Perspektive erst mal.

Th95: Was daran fühlt sich komisch an?

Kl95: Ja, hat irgendwie was Reizvolles. Ich könnte damit sozusagen ganz viel verändern, ich könnte Dinge erleben, die ich nie erlebt habe bisher. Ja, ja, und irgendwie ist halt auch noch irgendwie so ein Rest, der sagt so: Huh! Ich kann das doch jetzt nicht einfach probieren!

Th96: Es ist immer ein Restrisiko.

Kl96: Es ist ein Restrisiko!

Th97: Ok, wie wollen Sie mit dem Risiko umgehen? Vermutlich lassen sich Risiken dieser Art ja nie vollständig vermeiden. Also muss man sich entscheiden, wie will man damit umgehen?

Kl97: Lassen die sich nicht vollständig vermeiden?

Th98: Wir wollen sehen: Wechseln Sie mal!

Klient wechselt auf Therapeuten-Position.

Th/Sup99: Ja, Sie sind Therapeut und ganz anderer Ansicht! Was wollen Sie machen mit der Frage des Klienten: Lassen sich Risiken vollständig vermeiden?

Kl/Th99: Nein. Risiken lassen sich nicht vollständig vermeiden.

Th/Sup100: Dann wär's ja eigentlich ganz gut, Sie würden das dem Klienten mal klarmachen, dass er an der Stelle auch gar keine andere Wahl hat, als das Risiko auf sich zu nehmen. Er hat ganz viele Chancen, er hat ganz viele Möglichkeiten, er eröffnet sich damit ganz neue Wege! Aber es gibt immer ein gewisses Restrisiko, dass es schief gehen kann, ja! Aber wenn wir dem Risiko folgen und sagen „ich mach's nicht!", dann eröffnen sich eigentlich keine neuen Wege. Er lässt alles so, wie's ist!

Kl/Th100: Dafür muss er das Risiko in Kauf nehmen, um neue Erfahrungen machen zu können.

ThSup101: Alles klar, sagen Sie's ihm!

Kl/Th101: Ok, also es wird immer ein Restrisiko da bleiben. Das können wir überhaupt gar nicht ausschließen. Du weißt ja nicht, was andere letztendlich denken oder fühlen. Aber du musst das einfach in Kauf nehmen! Du musst das einfach trotzdem machen, weil du damit ganz viel kriegen kannst, was du sonst nicht kriegen würdest.

Th/Sup102: Exakt! *(Deutet auf Klienten-Position.)*

Klient wechselt auf Klienten-Position.

Th103: Ja Klient, wie ist das? Ihr Therapeut sagt, Sie müssen das machen, Sie können ganz viel kriegen, es wäre völlig hirnrissig, das auszuschlagen, nur weil es ein Restrisiko gibt.

Kl103: Ich habe schon, als ich's gesagt habe, habe ich eigentlich schon gemerkt, da ist irgendwie ein Widerstand in mir. Also es ist ja irgendwie total logisch.

Th104: Ja.

Kl104: Ist ja irgendwie klar, ich kriege viel und habe nur ein geringes Risiko, vom Kopf her, aber mein Gefühl sagt: Es ist schrecklich! Das ist da, also wenn das auch in einem von hundert Fällen mal passiert, ist es nicht ...

Th105: Ok, dann machen wir mal.

Klient wechselt auf Therapeuten-Position.

Th/Sup106: Ja, Therapeut, Sie sind ganz anderer Meinung als Ihr Klient und Ihr Klient sagt: Nee, das kann ich nicht machen, das fühlt sich schrecklich an, das gäbe eine Megakatastrophe, wenn es einmal schief gehen würde. Wir müssen ihm jetzt Feuer unterm Hintern machen, das geht ja gar nicht, einfach dazusitzen und zu jammern und zu sagen: Das geht nicht, man könnte, es geht aber nicht...! Ich würde mal sagen, das akzeptieren wir gar nicht, also wie machen wir dem Klienten jetzt Dampf? Wie kriegen wir ihn dazu, dass er sich entscheidet dafür, es zu tun? Entscheidet! Das heißt, dass er aufsteht und rausgeht und sagt: Ich will und ich werde es jetzt tun! Ich will und ich werde es jetzt tun!

Kl/Th106: Also gerade hatte ich das Gefühl, eine Sache, die ihm das erleichtern kann, sich so zu entscheiden, ist sich wirklich klar zu machen, was er kriegt, wenn er sich so entscheidet.

Th/Sup107: Ok. Machen wir's ihm klar! Machen Sie's ihm klar!

Kl/Th107: Direkt?

Th/Sup108: Ja, direkt!

Kl/Th108: Ok, pass mal auf! Wenn du das jetzt machst, wenn du dich jetzt anders entscheidest, wenn du anders auf Leute zugehst und das Risiko in Kauf nimmst, dann kriegst du viel mehr unterm Strich, das lohnt sich richtig. Du hast viel mehr Kontakt, du kannst mit deinen Freunden öfter sprechen, du kannst mit denen mehr machen. Ich bin auch sicher, mit deiner Frau, das wird alles viel besser werden, weil die ja auch schon mal irgendwie gemeckert hat so, wenn du so knatschig bist. Du kannst wahrscheinlich an ganz vielen Stellen ganz viel für dich verbessern und verändern.

Th/Sup109: Ja.

Kl/Th109: Und deswegen finde ich wirklich, dass du das tun musst! Du musst das unbedingt tun! Das ist ganz wichtig!

Th/Sup110: Bitte wechseln Sie mal!

Klient wechselt auf Klienten-Position.

Th111: Ja Klient, Ihr Therapeut sagt: Sie müssen das unbedingt tun, es ist wichtig!

Kl111: Phhh ... Ja ich fühle mich so ein Stück geschoben so jetzt, ein Stück in Richtung Entscheidung.

Th112: Mmh. Ok.

Kl112: Und ich denke, da hat er auch recht, also das stimmt.

Th113: Er hat zweifellos recht, ja! Es ist nur die Frage, wie Sie damit umgehen wollen, dass er Recht hat.

Kl113: Ja, also ich denke, ich sollte das wirklich machen und sollte das Risiko eingehen und gucken, dass ich mehr bekomme.

Th114: Sollten Sie oder wollen Sie?

Kl114: Ich will zu 80%.

Th115: Bitte! *(Weist auf Therapeuten-Position.)*

Klient wechselt auf Therapeuten-Position.

Th/Sup116: Ok, Therapeut, die letzten 20% schieben wir ihn jetzt an!

Kl/Th116: Ja mir ist auch gerade schon was eingefallen. Ich habe nämlich auch so das Gefühl, dass er eigentlich in den letzten 20 Jahren einen Riesenhaufen Müll angesammelt hat. Dass er ganz viele Nachteile hat, dass er schon 20 Jahre durch die Gegend läuft und das Gefühl hat, keiner will mich, keiner liebt mich und das ist einfach, das muss man schon sagen, richtig Kacke!

Th/Sup117: (lauter werdend) Richtig Kacke! Und ich möchte, dass Sie sich als Therapeut jetzt über den Klienten ärgern und ihm mal deutlich machen, dass die Scheiße jetzt aufhören muss!

Kl/Th117: Ja, so was ist einfach auch ärgerlich, ich merke das ja auch selber, also wenn, ich bin ja er. Es ist einfach so, dass mir einfach immer ganz, ganz viel fehlte und dass ich das eigentlich selber verbockt habe.

Th/Sup118: Ok, das machen Sie ihm jetzt klar. (lauter) Sie machen ihm jetzt klar, dass er damit aufhören muss, weil die Scheiße kann so nicht weitergehen! Ich will, dass Sie es so machen, dass er das (schreit) begreift!!

Kl/Th118: Phhh ... ok. Also pass auf! Du machst das jetzt 20 Jahre, was weiß ich, vielleicht sogar länger, 30 oder 40 Jahre. Du hast in einer Tour den Eindruck, keiner nimmt dich wichtig und kommst immer wieder zu derselben blöden Schlussfolgerung. Das liegt nur daran, dass du dich zurückziehst und darauf wartest, dass die Leute dir hinterherlaufen und das ist absolute Scheiße und ich erwarte jetzt von dir, dass du mit der Kacke aufhörst!! Lass es einfach bleiben!! Ich will es nicht mehr!!

Th/Sup119: Super! *(Therapeut weist auf Klienten-Stuhl.)*
Klient wechselt auf Klienten-Position.

Th120: Ja, Klient, wie wirkt das?

Kl120: Phhh ... es gibt schon irgendwie so einen kleinen Schub, doch! Also ich habe das Gefühl, es reicht, um es jetzt mal zu tun, es reicht, um es zu machen. Ich bin da auch ziemlich sicher, dass sozusagen, dass sich das noch melden wird, aber ich habe das Gefühl, ich will das jetzt auch noch weg haben.

Th121: Ok, dann stärken wir ihn noch einmal. *(Therapeut weist auf Therapeuten-Position.)*
Klient wechselt auf Therapeuten-Position.

Th/Sup122: Ich will, dass der den Ärger spürt, dass Sie sich jetzt so hinsetzen, dass Sie den Ärger auch spüren. Sie müssen den Ärger spüren, Sie jetzt! Ich habe die Scheiße satt, es ist Schluss.

Kl/Th122: Ok.

Th/Sup123: Er muss das jetzt begreifen und ich will, dass er rausgeht und sagt: Ich will das jetzt tun!

Kl/Th123: Ok.

Th/Sup124: Los!

Kl/Th124: Ok, also pass auf! Du lässt die Scheiße jetzt sein! Ich habe auch keinen Bock mehr auf dieses „häää" und „könnte doch noch ..." und weiß der Teufel was. (sehr laut) Ich will es einfach nicht mehr hören!! Ich will, dass du da rausgehst, und ich will, dass du es tust!!!

Th/Sup125: Sehr gut!

Kl/Th125: ... und ich will, dass du aufhörst zu heulen. (schreit) Habe ich mich deutlich ausgedrückt?

Th/Sup126: Super! Nochmal rüber!
Klient wechselt auf die Klienten-Position.

Th127: Wie wirkt das auf Sie?

Kl127: Gut! Gut! Also ich habe wirklich das Gefühl, es reicht auch langsam. Es ist wirklich einfach genug! Es ist genug! Ich will diese Scheiße nicht mehr haben. Ich habe es einfach lange genug und ich ärgere mich einfach auch, wenn ich überlege, was ich alles hätte haben können, könnte ich kotzen, ehrlich gesagt.

Th128: Gut.

Kl128: Und ich will's jetzt kriegen.

Th129: Super!

5.3.2   Kommentar zur Sitzung „konstruktive Schema-Bearbeitung"

Th1: Die zu bearbeitende Annahme ist die zentrale Schema-Annahme eines Klienten mit histrionischer Persönlichkeitsstörung: „Ich bin nicht wichtig!". Therapeutisch lohnt es sich auf alle Fälle, diese Annahme zu bearbeiten. Wichtig ist es aber, sicherzustellen, dass

• die Annahme dem Klienten auch als Schema-Annahme klar und validiert ist;
• der Klient eine Änderungsmotivation aufweist;
• der Klient keine Spielstrukturen mehr zeigt.

EPR ist nur dann sinnvoll und möglich, wenn diese Voraussetzungen erfüllt sind. Davon ist der Therapeut hier ausgegangen.

Die Annahme war in den vorigen Stunden in einem Klärungsprozess, in dem der Klient aktiviert war, herausgearbeitet worden, wodurch der Therapeut in der Stunde sofort mit dem EPR beginnen kann.

Th2/Th/Sup3: Der Therapeut führt das EPR mit den Standardformulierungen ein.

Kl/Th3: Typisch ist, dass Klienten zuerst einmal Widerstände zeigen und Schwierigkeiten haben, sich darauf einzulassen.

Th/Sup4/5: Davon sollten sich Therapeuten jedoch nicht beirren lassen: Der Therapeut stimmt dem Klienten zu, dass das Verfahren schwierig ist und dass der Klient Zeit brauchen wird, sich daran zu gewöhnen. Der Therapeut bietet dem Klienten hier auch aktiv Hilfe an. Es ist wichtig, dass der Klient gerade am Anfang sich nicht alleingelassen fühlt.

Kl/Th5/Th/Sup6: Wiederum lässt sich der Therapeut nicht beirren und hilft dem Klienten dadurch, dass er die Annahme des Klienten verschärft, überspitzt formuliert. Dies hilft dem Klienten, sie zu widerlegen.

Kl/Th7: Der Klient erkennt dies dann auch und macht nun den ersten Zug in Richtung Widerlegung. Allerdings sieht man an der Äußerung des Klienten auch, wie schwer es für Klienten ist, das Schema auf der Klient-Therapeut-Position vollständig zu deaktivieren: Der Klient hat Freunde, die sich melden und die sich interessieren. Dementsprechend ist es nicht – wie das Schema sagt – *ein bisschen übertrieben*, sondern von außen betrachtet ist es falsch.

Th/Sup8: Darauf versucht der Therapeut-Supervisor auch indirekt hinzuweisen, indem er überspitzt und ironisch sagt: „Ein ganz kleines bisschen."

Th/Sup9: Da der Klient allerdings den Hinweis nicht aufgreift, macht der Supervisor keinen Druck, sondern nimmt das Argument des Klient-Therapeuten in der Intensität, in der er es zum jetzigen Zeitpunkt sehen kann („Ein wenig übertrieben, …"). Daraufhin hakt der Therapeut aber nach: „Weil was?" – Wichtig ist, dass der Klient „auf der Spur gehalten" werden soll, er soll immer weiterdenken, aber der Therapeut-Supervisor muss ihn dazu gezielt anregen. Therapeuten können nicht davon ausgehen, dass Klienten dies von selbst tun, zumindest nicht zu Beginn des EPR.

Th/Sup10: Weicht der Klient aus oder „kommt er aus der Spur", dann blockiert der Therapeut dieses Manöver sofort: Der Therapeut ist hochgradig prozessdirektiv.

Th/Sup11: Bevor der Klient wieder auf die Klienten-Position wechselt, sagt er sich bzw. dem leeren Stuhl, auf dem er als Klient sitzt, das Gegenargument. Dies gehört zum Standardvorgehen im EPR.

Th/Sup12: In den ersten EPR-Durchgängen ist der Therapeut noch mit relativ „schlappen" Argumenten zufrieden und schickt den Klienten schnell zur Prüfung auf die Klienten-Position zurück. Dies dient dazu, dass der Klient zunächst das Vorgehen selbst lernt. Später dann nimmt sich der Therapeut mehr Zeit, mit dem Klient-Therapeuten Gegenargumente auszuarbeiten.

Th13: Auch hier sieht man den typischen Ablauf im EPR. Der Therapeut wiederholt das Gegenargument und bittet den Klienten zu prüfen, was ihn überzeugt und was ihn nicht überzeugt.

Kl13: Es kommt häufig vor und es ist gewünscht, dass das Gegenargument den Widerstand des Schemas triggert. Dieser wird in den „Abers" deutlich.

Th16+17: Der Therapeut kann auch den Klienten fragen, was ihn denn überzeugen würde. Fällt dem Klienten hier etwas ein, kann er dies auf der Therapeuten-Position verwenden.

Th19+Kl19: Der Therapeut will, dass der Klient sein Kriterium „ich bin nur wichtig, wenn ..." überprüft: Was müsste denn passieren, damit er sich wichtig fühlen würde? Wie hoch sind seine Standards? Das ist auch wichtig, um u.U. zu zeigen, dass sie deutlich *zu* hoch sind.

Th20: Hier präzisiert der Therapeut nach seinen „Vorarbeiten" die Annahme des Klienten von „ich bin nicht wichtig" in „ich bin nicht wichtig genug". Solche Präzisierungen von Annahmen sind von Bedeutung, um den tatsächlichen Schemata auf die Spur zu kommen. Wir gehen davon aus, dass im EPR immer auch noch hoch relevante Klärungsprozesse ablaufen!

Kl/Th26: Der Klient erkennt nun auf der Therapeuten-Position, ob er sich jemals wichtig genug gefühlt hat und ob seine Kriterien nicht vielleicht unrealistisch sind.

Th/Sup29: Diese Erkenntnis bringt der Therapeut-Supervisor noch mal präzise auf den Punkt. Die präzisen Explizierungen von impliziten, unklaren Klienten-Aussagen sind von extrem großer Wichtigkeit; damit hilft der Therapeut dem Klienten sehr stark bei der Klärung und zwar auf *beiden* Positionen.

Kl/Th30: Dies ist ein Effekt, den man im EPR häufig hat: Klienten vergessen ihre Erkenntnisse schnell mal wieder. Dies liegt sehr wahrscheinlich daran, dass man hier sehr starke, hoch automatisierte Schemata bekämpft, die sich aktiv gegen jede Veränderung wehren. Daher ist es wichtig, Erkenntnisse *mehrmals* zu vollziehen, Erkenntnisse immer wieder zu wiederholen (viel Redundanz schaffen!), dem Klienten wichtige Dinge erneut zu sagen. Die neuen Erkenntnisse verfestigen sich nur *langsam* und mühsam, nur durch *viele* Wiederholungen.

Kl36: Ein verfestigtes Schema, das wird immer wieder deutlich, lässt sich nicht einfach aushebeln. Und das bedeutet, dass man das Schema so lange ernst nehmen und so lange konsequent bearbeiten muss, wie es sich aktiv wehrt. Es ist unsinnig zu glauben, man könne schnelle Lösungen erzielen; wenn man nicht gründlich ist, ist die Veränderung reine Kosmetik; sie ist nicht stabil.

Th/Sup42: Der Therapeut macht hier dem Klient-Therapeuten nochmals deutlich, dass es darum geht, sehr gründlich zu sein, dass es darum geht, das Schema wirklich auszuhebeln. Auch wenn bzw. gerade *weil* sich der Klient-Therapeut dafür anstrengen muss, ist es sehr wichtig, die Gegenargumente gut zu elaborieren und konkret zu machen. Nur dann werden sie gegen das Schema wirken.

Kl49: Der Therapeut schafft es, dass der Klient nun anfängt, auf seine Schemata wütend zu sein und emotional zu werden. Damit fängt er an, sich seinen dysfunktionalen Schemata gegenüber stärker zu fühlen und er wird damit auch zunehmend motiviert, den Kampf gegen sie aufzunehmen.

Kl54: In der Skepsis des Klienten zeigt sich wiederum die Abwehr des Schemas.

Th55: Wie gesagt, sollte man diese im EPR immer wieder aufgreifen.

Kl55: An dieser Stelle zeigt sich ein typisches Argument eines Schemas. Es nutzt das Verhalten, das der Klient aufgrund seiner Schemata zeigt (Sich beklagen, wenn er nicht das bekommt, was er meint, das ihm zusteht), als Beweis dafür, das gegenteilige Erfahrungen nichts wert sind.

Th/Sup61: Der Supervisor redet durchaus direkt mit dem Klienten-Therapeuten und nicht euphemistisch. Damit kann er Sachverhalte noch mal unmissverständlich deutlich machen und den Klient-Therapeuten anstacheln, sich aktiv und emotional mit den Schema-Annahmen auseinanderzusetzen.

Th/Sup64: Der Supervisor kommt hier seiner Aufgabe nach, auf Rolleneinhaltung zu achten. Der Klient-Therapeut verliert die Distanz zu seinem Schema und fällt damit in die Klientenperspektive. Es ist wichtig, dies im EPR zu unterbinden.

Th80: Der Klient findet bis hier hin Alternativlösungen; dem Therapeuten ist es aber nun wichtig, noch mal zu prüfen, ob diese nicht zu vorschnell sind. Daher fordert er den Klienten auf, noch einmal gründlich zu prüfen, ob es dagegen ein „Aber" gibt. Denn wenn es das gibt, dann wird es sich irgendwann auch bemerkbar machen. Deshalb macht es Sinn, es sofort zu bearbeiten.

Kl83: Und daraufhin kommen weitere, schema-gesteuerte Befürchtungen auf die Tagesordnung, die nun systematisch bearbeitet werden können.

Th/Sup100: Auf diesen Punkt kommen viele Therapien: Dem Klienten wird klar, dass man niemals richtige Sicherheit in irgendeinem Punkt erlangen kann; daher ist es von großer Bedeutung, dass Klienten lernen, mit einem unvermeidbaren Restrisiko zu leben. Dafür müssen sie eine Lösung finden, die sie persönlich akzeptieren können.

Kl/Th100: Der Klient formuliert hier auf der Therapeuten-Position eine wichtige Erkenntnis: Man muss ein Restrisiko in Kauf nehmen, um neue Erfahrungen machen zu können.

Th/Sup117/118: Der Supervisor versucht nur, in der Schlussphase des EPR den Klienten noch einmal stärker zu emotionalisieren. Dazu gibt er dem Klienten auch ein Modell dafür, mit dem Schema lauter, klarer, emotionaler umzugehen.

Th/Sup122: Der Supervisor will, dass der Klient sich entscheidet: Er soll sich dazu *entscheiden*, gegen seine Schemata anzugehen, er soll das wirklich wollen und das auch spüren.

Kl/Th124: Der Klient-Therapeut schreit nun das Schema an. Er geht damit in eine starke und überlegene Position seinem Schema gegenüber und auch in eine entschlossene Position, indem er sich nichts mehr von dem Schema gefallen lassen wird.

6 Therapeutischer Umgang mit schwierigen Interaktionssituationen

In diesem Kapitel soll anhand von Transkripten der therapeutische Umgang mit schwierigen Interaktionssituationen verdeutlicht werden.

6.1 Umgang mit manipulativen Strategien zu Therapiebeginn

Die Klientin, 51 Jahre, verheiratet, kommt wegen massiver Schmerzen und ist uns von einer Kollegin aus einer Schmerzambulanz überwiesen worden.

6.1.1 Das Transkript

Th1: Ja, Frau X, wir haben telefoniert.

Kl1: Mmh.

Th2: Äh, ich weiß ja noch gar nicht, mit welchem Anliegen Sie kommen und deshalb ist meine erste Frage immer, was führt Sie zu mir?

Kl2: Ja, also ich weiß gar nicht, wo ich da anfangen soll.

Th3: Okay.

Kl3: Mir geht's zunehmend schlechter.

Th4: Es geht Ihnen schlechter.

Kl4: Schmerzen. Ständig. Nachts ganz schlimm. Ja, also das ist ganz furchtbar.

Th5: Ganz schlimm. Können Sie mal beschreiben, was dann passiert?

Kl5: Ja, also das ist ganz schrecklich. Ein Ganzkörperschmerz. Geht so über den Rücken bis in die Füße, also unruhige Beine. Alles. Also ich schwitze nachts.

Th6: Das heißt, Sie können dann gar nicht schlafen.

Kl6: Überhaupt gar nicht, nein.

Th7: Okay.

Kl7: Mein Mann schnarcht auch noch nachts. Davon werde ich dann auch noch wach. Aber die Schmerzen sind ganz furchtbar.

Th8: Und ähm, d.h. was Sie sagen, ist auch, dass Sie eigentlich durch die Schmerzen stark belastet sind.

Kl8: Ja, sehr. Aber das kann man sich ja vorstellen, ich mein.

Th9: Das heißt, es wirkt sich auch tagsüber aus, eigentlich?

Kl9: Ja, natürlich. Also bis man dann mal aus dem Tritt ist morgens. Bis man mal aufgestanden ist und so.

Th10: Was machen Sie beruflich?

Kl10: Ähm, ich arbeite als Verkäuferin. Ja und also ich mein, ne, ich schlaf nachts kaum. Morgens brauch ich elendig lange. Wie ich ja schon sagte, ne.

Th11: Ja und dann können Sie sich auch tagsüber nicht konzentrieren.

Kl11: Ja, genau. Dann bin ich einfach nur total kaputt und dann geht gar nichts mehr. Und meine Arbeitskollegen, die gucken schon immer, ob ich alles richtig mache und dann rechne ich verkehrt und der Chef sitzt mir im Nacken.

Th12: Das heißt, Sie sind da in einem sehr schlechten Zustand. Wo Sie das Gefühl haben, Sie stehen schon unter Beobachtung und Sie warten eigentlich darauf, dass was schief geht.

Kl12: Ja und deswegen bin ich halt hier ... Ich hab wirklich auch Angst, dass der Arbeitsplatz weg ist und so. Und deshalb wurde ich auch mit hier hingeschickt. Wobei ich jetzt nicht weiß, ob Sie mir dabei helfen können, weil die Schmerzen. Das ist wirklich extrem.

Th13: Wissen Sie, das weiß ich auch noch nicht. Also in der Regel ist es so, dass wir uns erst mal ganz, ganz gründlich mit dem Problem beschäftigen müssen und in der Regel ganz gründlich verstehen müssen, was das Problem ist und in der Regel können wir das dann klären. Aber in der Regel finden wir keine Lösung, bevor wir das Problem richtig verstanden haben. Und ich weiß, dass Sie ein ganz starkes Bedürfnis danach haben werden, dass das schnell geht. Aber Sie sehen auch, das haben Sie schon lange. Das ist wahrscheinlich relativ kompliziert. Und aus dem Grunde kann es leider auch gar nicht so schnell gehen. Und ich würde Ihnen raten, dass wir noch mal ganz gründlich gucken, es ganz gründlich verstehen und dass wir dann wirklich eine ganz gründliche Lösung finden.

Kl13: Ja, das ist mir auch ganz wichtig, also so was.

Th14: Okay.

Kl14: Aber wissen Sie, mein Problem ist dann auch wieder, also die Schmerzen sind ganz besonders auch immer am Wochenende.

Th15: Am Wochenende.

Kl15: Und ich brauch auch wirklich, also ich brauch dann einfach auch jemand, an den ich mich wenden kann.

Th16: Ja, versteh ich.

Kl16: Also mir wäre dann auch wichtig, dass ich mich am Wochenende vielleicht auch noch mal an Sie wenden kann. Dass ich einfach so ne Unterstützung hab.

Th17: Das heißt, Sie haben so den Eindruck, Sie stehen dem Ganzen sehr hilflos gegenüber.

Kl17: Ja, was die Schmerzmittel angeht. Irgendwann wirkt das auch alles nicht mehr.

Th18: Und Ihr Mann ist auch keine große Unterstützung?

Kl18: Ne, also der macht da seinen Turn irgendwie, und dann.

Th19: Wie ist es denn für Sie, wenn Sie sagen „Turn"?

Kl19: Also ich bin halt so ziemlich alleine. Deswegen bräuchte ich auch wirklich dringend jemanden, an den ich mich dann so wenden kann. Also das ist mir ganz wichtig.

Th20: Sie haben so das Gefühl, eigentlich möchten Sie nicht alleine stehen damit.

Kl20: Ja, das ist einfach zu viel so. Wie ich schon sagte, das ist einfach, irgendwann, wenn dann die Arbeit auch noch dazukommt und die Schmerzen und alles, dann hat man so das Gefühl, wozu das alles.

Th21: Also die Frage, das macht eigentlich keinen Sinn mehr für Sie. So das Gefühl, es muss sich eigentlich dringend was ändern.

Kl21: Hab ich denn die Möglichkeit, dass ich mich am Wochenende an Sie wenden kann?

Th22: Nein, das ist nicht möglich. Ich stehe Ihnen gerne in der Stunde zur Verfügung, aber ich bin am Wochenende nicht erreichbar. Aber mein Ziel ist auch nicht, dass Sie sich an jemanden wenden können, sondern langfristig wäre mein Ziel, dass Sie tatsächlich selbst gut damit klar kommen.

Kl22: Ja, langfristig. Aber ich bräuchte ja doch im Moment jemanden.

Th23: Aber es wäre nicht gut, meines Erachtens, dass Sie sich das Falsche angewöhnen. Das Sie im Prinzip dann Hilfe holen von jemandem, der Ihnen letztlich dann doch nicht zur Verfügung steht und der Ihnen dann immer auch nur kurzfristig hilft. Also das ist ... meine Strategie ist letztendlich, dass wir von Anfang an gucken, dass Sie im Prinzip lernen können, die Sachen alleine zu bewältigen.

Kl23: Also, bin ich ja doch ganz auf mich alleine gestellt.

Th24: Letztendlich sind Sie das sicher. Aber am Anfang bin ich auf jeden Fall da und mein Rat wäre, arbeiten Sie das gründlich mit mir durch, gucken Sie gründlich mit mir zusammen, was die Probleme sind, so dass wir gründlich eine Lösung finden, wo Sie dann das auch wirklich im Griff haben. Aber ich verstehe, wenn Sie sagen, im Prinzip, ich hab das, ich fühl mich ausgeliefert, aber letzten Endes müssen wir genau dieses Gefühl wegkriegen.

Kl24: Aber, wenn Sie sagen, anfangs sind Sie für mich da, dann wäre es schön, wenn ich dann am Anfang mich wenigstens mal ... also ich würde es auch wirklich nicht ausnutzen, also das kann ich Ihnen auch versprechen, also das ist ja nur so für alle Fälle, dass man mal so einen Rettungsanker hat, wo ich mich dann zur Not dran wenden könnte.

Th25: Warum genau brauchen Sie diesen Rettungsanker?

Kl25: Ja, wie ich eben schon sagte. Mein Mann, der hört mir nicht zu. Der macht sein Ding und dann bin ich mit den Schmerzen allein und dann weiß ich nicht, was ich machen soll und dann kommen so Gedanken, wofür das alles. Und dann wäre es schön, wenn ich dann jemanden hätte, mit dem ich dann sprechen könnte.

Th26: Und was genau besprechen Sie dann?

Kl26: Äh ich, das werden wir dann ... das weiß ich ja nicht. Ich hab ja noch nie so eine Therapie gemacht. Ich weiß ja nicht, was Sie mir da so anbieten könnten?

Th27: Dann ist die Frage, ob ich Ihnen dann sozusagen in der Krise überhaupt was anbieten kann. Wissen Sie, mein Angebot wäre eher, dass wir einfach mal gründlich gucken, was könnten Sie tun, um das selber unter Kontrolle zu kriegen. Wissen Sie, in so einer Situation ist es auch immer schwierig und am Telefon geht das meines Erachtens auch gar nicht gut. Wissen Sie, mir ist es ja auch wichtig, dass ich Sie gründlich verstehe und dann möchte ich auch nicht nur 10 Minuten mit Ihnen reden, sondern ich möchte dann auch Zeit haben. Ich würde auch vorschlagen, dass wir uns dann 50 Minuten treffen und dann auch ganz genau gucken, wie geht's Ihnen, was geht Ihnen durch den Kopf. Wir sollten ja auch verstehen, wie kommt es zu diesen Schmerzen.

Kl27: Könnte ich denn dann in der Woche auch zweimal kommen, ich mein, wenn Sie sagen, man muss ja auch gründlich gucken? Dann wäre das vielleicht auch gut.

Th28: Das könnten wir gucken. Wir machen das manchmal so, dass wir zwei Termine am Anfang machen. Also das wäre etwas, wo ich mal gucke, ob wir das machen. Ich würde das aber auch nicht gerne oft machen, weil Sie müssen ja bedenken, Sie bekommen von der Kasse auch nur 60 Stunden und wenn Sie die ganz schnell am Anfang verbrauchen, dann fehlt uns die Zeit nachher hinten, denn wir müssen ja gucken, es stehen Ihnen nur bestimmte Ressourcen von der Kasse zur Verfügung und wenn wir die Stunden ganz schnell verheizen, ne ... und deswegen ist es immer heikel, wenn Sie sagen, ganz viel am Anfang. Ich hab da schon Verständnis für, aber in der Regel fehlt einem dann hinten sozusagen für eine langfristige Therapie die Zeit. Verstehen Sie? Deswegen ist das immer so ne heikle Sache, wo ich Ihnen raten würde, verbrauchen Sie nicht so viele Stunden am Anfang, weil hinterher fehlt Ihnen die Zeit.

6.1.2   Kommentar

Die Aufgabe des Therapeuten besteht darin, sich gegen die manipulativen Appelle der Klientin abzugrenzen, obwohl er an dieser Stelle natürlich noch nicht über Beziehungskredit verfügt.

Kl3: Es wird schnell deutlich, dass die Klientin dem Therapeuten nicht nur ihr Leiden *erzählt*, sondern dass sie dies auch appelativ demonstriert: Damit ist klar, dass die Klientin stark manipulativ ist und der Therapeut weiß, dass er sich dagegen abgrenzen muss.

Th5: Eine Strategie, die ein Therapeut realisieren kann, ist, auf diese Appelle zunächst mal nicht zu reagieren, sondern die Klientin auf der Inhaltsebene abzuholen, sie dort sehr ernst zu nehmen und sich dabei komplementär zu verhalten. „Auf die Appelle nicht zu reagieren" ist, bei gleichzeitiger Komplementarität des Therapeuten, eine sinnvolle Strategie, weil es natürlich riskant ist, zu einem so frühen Zeitpunkt in der Therapie explizit deutlich zu machen, dass man darauf nicht reagieren will. Denn der Therapeut verfügt noch über keinerlei Beziehungskredit, also
- kann er die Klientin nicht mit Aspekten der Spielebene konfrontieren,
- kann er aber auch noch nicht ohne Weiteres deutlich machen, dass er auf Appelle nicht eingeht, denn dazu
    – müsste er den Appell transparent machen,
    – müsste er explizit darlegen, dass und warum er nicht darauf eingeht.

Beide Vorgehensweisen können aber stark konfrontativ wirken und können daher, bei Fehlen jeglichen Beziehungskredits, die Beziehung gefährden.

Th5-12: Der Therapeut versucht hier zu verstehen, wie es der Klientin geht und sich dabei empathisch und akzeptierend zu verhalten.

Kl12: Hier fordert die Klientin den Therapeuten explizit auf, etwas über ihr therapeutisches Angebot zu sagen.

Th13: Was der Therapeut dann auch tut. Er nutzt dies, um einige wichtige Elemente von Therapie zu erläutern. Dabei geht er nicht davon aus, dass die Klientin das schon versteht oder akzeptiert. Vielmehr will der Therapeut hier „*Marker*" setzen. Er wird dies mehrfach sagen müssen, aber es ist nötig, es schon einmal gesagt zu haben, weil der Therapeut dann darauf zurückgreifen kann und die Klientin über therapeutische Prinzipien nicht im Unklaren bleibt.

Kl15: Hier wird wieder der Appell deutlich: „Sei für mich da!", „Kümmere dich um mich!" Diese Appelle kann der Therapeut erfüllen, solange er dies im Rahmen der Therapie tun kann. Und dies ist er auch bereit zu tun und ist bereit, der Klientin dies auch durch entsprechendes, komplementäres Verhalten zu demonstrieren. Sollte sich der Appell jedoch auf Aspekte außerhalb der therapeutischen Regeln beziehen, kann der Therapeut dies nicht tun. Nur ist es hier wiederum schwierig, dies an dieser Stelle schon deutlich zu machen, deshalb macht der Therapeut derartige Aspekte nicht transparent. Hätte er deutlich mehr Beziehungskredit, könnte er das schon transparent machen, leider hat er den aber nicht!

Kl16: Nun wird der Appell an den Therapeuten explizit.

Th17: Was dem Therapeuten nun die Möglichkeit gäbe, auch explizit darauf zu reagieren: Zumindest muss er nun nicht einen impliziten Appell explizit machen, was u.U. bereits konfrontativ wirken kann. Allerdings würde immer noch die explizite Ablehnung des Appells konfrontativ wirken und deshalb versucht der Therapeut, darauf noch nicht einzugehen und versucht, Beziehungskredit über komplementäres Handeln aufzubauen. Das ist eine durchaus sinnvolle Strategie: Ein Therapeut versucht erst möglichst spät Stellung zu beziehen, da er vorher versuchen kann, über komplementäres Handeln noch möglichst viel Beziehungskredit zu schaffen, um dann bei einer ablehnenden Stellungnahme schon über Beziehungskredit zu verfügen. Manchmal lassen Klienten eine solche Strategie aber nicht zu. Sie wollen einfach wissen, ob ein Therapeut auf ihre Forderung eingeht oder nicht!

Kl19-22: Das wird auch hier deutlich: Die Klientin will einfach jemanden, der sich auch außerhalb der Therapie um sie kümmert, und da ihr Mann das nicht tut, soll es der Therapeut tun.

Th22: Daraufhin bleibt dem Therapeuten nun – egal wie hoch der Beziehungskredit nun auch sein mag – keine Alternative mehr, als sich deutlich abzugrenzen. Er verbindet diese Abgrenzung jedoch mit einem alternativen Angebot.

Kl24: Obwohl der Therapeut sein Angebot begründet, geht die Klientin im Grunde nicht von ihrer Vorstellung ab, der Therapeut müsse sich um sie kümmern. Im Prinzip kann dies auch zu einer Beendigung der Therapie führen, denn auch ein Therapeut kann nicht davon abgehen, dass er der Klientin an dieser Stelle nicht entgegenkommen kann.

Th25: Der Therapeut versucht es jedoch noch mal mit einem Inhaltsthema und versucht der Klientin damit klarzumachen, dass es sinnvoll sein kann, sich auf Therapie einzulassen.

Kl26: Woraufhin die Klientin die Frage aufwirft, was der Therapeut ihr überhaupt anbieten kann.

Th28: Als Kompromiss kann der Therapeut der Klientin zu Therapiebeginn zwei Termine die Woche anbieten, was wir in manchen (seltenen!) Fällen für tatsächlich sinnvoll halten.

Die Klientin hat noch weiter versucht, mit dem Therapeuten zu verhandeln, der Therapeut hat aber deutlich gemacht, dass er sich nicht darauf einlässt und hat weiterhin versucht, der Klientin durch komplementäres Handeln deutlich zu machen, dass die

Klientin von der Therapie profitieren kann. Langsam und eher zögerlich hat sich die Klientin dann auf die Therapie eingelassen.

6.2   Zum therapeutischen Umgang mit histrionischem Testverhalten

Im Folgenden soll das therapeutische Vorgehen zum Umgang mit Beziehungstests an einem 42-jährigen Klienten mit deutlicher histrionischer Störung illustriert werden. Der Mann ist verheiratet, 2 Kinder, Diplom-Kaufmann und in Therapie gekommen wegen verschiedener, unklarer Ängste. Das Transkript stammt vom Beginn der vierten Sitzung.

6.2.1   Das Transkript

TH1: Herr M., woran wollen Sie denn heute arbeiten?
KL1: Also ich muss erst mal was los werden. Also das letzte Woche, das fand ich unverantwortlich von Ihnen. (TH: Ok!) Also, wie Sie mich da haben gehen lassen, also da war ich wirklich so aufgelöst – das haben Sie ja wahrscheinlich auch gemerkt – und ich war also wirklich nicht in der Lage noch richtig zu gucken, ich bin ins Auto gestiegen (TH: ... nach der Stunde ...) und ich wusste gar nicht, wie ich den Wagen ankriegen soll und ich hab mich die ganze Zeit gefragt, wie kann mich ein Profi – und ich dachte ja eigentlich, Sie sind ja ein Profi – wie kann der mich in so einem Zustand gehen lassen! Und ich wusste, wenn ich abends dann ...
TH2: (unterbricht) Ich würde das ganz gerne noch etwas genauer anschauen. Zunächst möchte ich sagen, ich find das gut, dass Sie das thematisieren. Weil, wenn Sie unzufrieden sind, wenn ich irgendetwas gemacht haben sollte, was Sie irritiert hat, dann find ich das total wichtig ...
KL2: (unterbricht) Ja, was heißt „irritiert", ich war wirklich, also fertig und ...
TH3: Ich würde noch mal genau schauen, was genau ist denn passiert?
KL3: Also ich bin, wie gesagt, nach Hause gekommen und ... ich war schon, also eigentlich schon im Flur bei Ihnen und ich bin schon fast die Treppe runtergefallen ... und ich hab ja wirklich zum ersten Mal in meinem Leben, wenn ich jetzt noch dran denke ... das strengt mich total an, also ich hab zum ersten Mal in meinem Leben ...
TH4: ... ich find's aber trotzdem gut, dass Sie ...
KL4: ... da hab ich gesprochen und plötzlich merkte ich auf einmal, Sie hören mir gar nicht mehr richtig zu (TH: ... ich hör Ihnen gar nicht richtig zu ...) und dann hab ich gedacht, aber nee, aber so das geht so nicht! Sie haben auf die Uhr geguckt und dann bin ich auch raus gegangen und auf einmal merkte ich irgendwie, es geht nicht mehr. Und dieses auf die Uhr gucken fand ich auch, da hab ich mich total ... da hab ich gedacht, Sie nehmen sich ja keine Zeit.
TH5: Ich nehme mir keine Zeit ... Das heißt, Sie haben das Gefühl, ich ignorier Sie, ich nehme Sie gar nicht ernst, ich nehme Sie gar nicht wahr, so wie Sie das möchten ...
KL5: Genau.

TH6: ... wie Sie das wünschen, wie es Ihnen zusteht.

KL6: Ja, genau. Jetzt wo Sie's sagen, merk ich doch ...

TH7: Und es hat Sie ja doch sehr stark aus der Fassung gebracht.

KL7: Ja, es hat mich völlig aus der Fassung gebracht! Ich musste dann abends meine Therapeutin anrufen, eine Kollegin von Ihnen, die E., und die hat dann auch gesagt: „Nee, G., du musst dafür sorgen, dass der Therapeut Zeit für dich hat, der wird ja auch bezahlt."

TH8: Ok, das tun wir ja jetzt.

KL8: Und dann sollte ich Ihnen noch das sagen, wie das war ...

TH9: OK. Ich find auch gut, dass Sie es mir jetzt sagen. Ich find aber ganz gut, einfach noch mal in der Situation zu gucken. Ich würde gerne ganz genau verstehen, was hab ich gemacht, was hat das in Ihnen ausgelöst? Sie sagen, ich hab da auf die Uhr geschaut und das erzeugt so ein Gefühl von, ja, was denn? Ich nehme mir keine Zeit, ich bin nicht für Sie da? Ich höre gar nicht zu?

KL9: Ja, klar, das war so was, so ähnlich wie: Da kommt jetzt der Nächste und der Nächste ist ja auch schon im Wartezimmer und ich kam dort raus und da saß der auch schon.

TH10: Das heißt, ich kümmere mich eigentlich gar nicht genug um Sie, ich geh sozusagen in die nächste Therapie, dann sind Sie abgeschrieben, so ein Gefühl ...

KL10: Genau. Das passiert mir eigentlich auch, das hab ich schon bei ganz vielen erlebt, auch die Ärzte ... das ist ja auch bekannt, dass die so wenig Zeit haben, aber ... die nehmen sich einfach keine Zeit für mich! Jetzt hab ich gedacht, jetzt kommt der dazu ...

TH11: Sie meinen auch, dass wenn Ihnen das passiert, hat das immer diese Effekte, Sie denken einfach: „Scheiße, der hört mir nicht zu, der nimmt mich nicht wichtig, der hört mich nicht, nimmt mich nicht so wahr ...“

KL11: Nicht, das ich jetzt wichtig sein will, das nicht; aber ich mein, ich dachte schon, sie sind ja auch irgendwie Professor und da hab ich mir so gedacht, so'n Professor, da ist man ja schon, da wird man ja vielleicht schon ein bisschen anders behandelt, ist ja kein Wald- und-Wiesen-Therapeut!

TH12: Also, es ist Ihnen schon wichtig, dass Ihnen jemand zuhört, dass der Sie ernst nimmt ...

KL12: Dafür bin ich ja hier! Und wenn der dann ständig auf die Uhr guckt, so wie Sie das letzte Woche ständig gemacht haben, also dann muss ich wirklich allen Ernstes sagen, dann muss ich mir auch überlegen ... dafür bin ja auch hier, dass Sie mir zuhören ...

TH13: Aber, das löst ja sehr viel in Ihnen aus, hab ich das Gefühl. Sie sind ja nicht nur irritiert, wie Sie mir gerade richtig sagten, sondern das ist ja richtig so ein ... das ist ja fast ein richtig desolater Zustand, in den Sie da kommen.

KL13: Ich war außer mir!! Auch mein Sohn, der nach Hause kam, sagte „Papa, Papa was ist denn los mit dir?!“ Der musste mich schütteln, richtig schütteln! Was mein Sohn, was das angerichtet hat bei meinem Sohn – da möchte ich gar nicht drüber nachdenken! Und da hab ich einfach ...

TH14: Also, dass würde ich gerne noch mal verstehen, Herr M., wieso das so einen starken Effekt hat? Ich guck auf die Uhr und Sie kommen in einen Zustand, wo sie sagen „ich komm fast nicht mehr nach Hause, ich fall die Treppe runter!“ ... einfach, dass eine ganze Menge in Ihnen hoch kommt!

KL14: ... das war so aufwühlend, so aufwühlend.

TH15: Total, das merk ich auch.

KL15: Mein ganzes Leben ging wieder an mir vorbei und ich hab gedacht, ich weiß gar nicht, wo ich anfangen soll ... und als ich da so wirklich drin war im Thema, da plötzlich gucken Sie auf die Uhr, da hab ich gedacht, also ne! Jetzt guckt der auf die Uhr!

TH16: Gerade jetzt in dem Moment!

KL16: Jetzt guckt der auf die Uhr, auf diese Scheiß-Uhr!

TH17: Genau an dieser Stelle werde ich ignoriert, das war Ihr Gedanke!

KL17: Nee, nicht das Sie denken, ich hab jetzt das Gefühl, ich werd ignoriert, also nee nee, so ist das nicht, sondern das ich wirklich dachte, Sie müssten doch spüren, dass Sie jetzt nicht aufhören können! Sie können doch nicht aufhören, wenn ich am Boden zerstört vor Ihnen liege!

TH18: Als Therapeut muss man sich aber klar machen: Das Prinzip Verfügbarkeit ist ein „devil's principle". Gibt man den Klienten den kleinen Finger, nehmen sie die Fußnägel auch noch. Und die Strategie „ich rufe ja nur mal kurz an" ist eine „foot-in-the-door-technique". Macht der Therapeut hier den Klienten die Tür nur einen Spaltbreit auf, sind die Klienten drin. Daher gilt hier die *eiserne* Regel: „Principies obsta – wehre drastisch allen Anfängen!". Sie haben das Gefühl, Sie sind da eigentlich völlig allein gelassen und mit Ihnen spricht keiner und Sie sind im Stich gelassen.

KL18: Ja, eigentlich lassen Sie mich gehen, aber Sie dürften mich nicht gehen lassen!

TH19: Ich lass Sie hängen.

KL19: Genau! Und da muss ich wirklich auch sagen ...

TH20: Und was bedeutet das, wenn Sie sagen, ich lass Sie hängen? Das ist ja im Prinzip nicht so, dass Sie sagen, mein Therapeut lässt mich hängen, OK aber nächste Stunde geht's weiter, sondern Sie sagen, das bringt mich völlig aus der Fassung! Was genau bringt Sie da eigentlich so völlig aus der Fassung?

KL20: Tja, da hab ich noch nie drüber nachgedacht, ich glaub einfach, dass ich ...

TH21: Ich find das aber spannend, wollen Sie es mal machen?

KL21: ... da einfach so irgendwie das Gefühl hatte, ich bin eigentlich einer von vielen und ob es mir jetzt schlecht geht oder ob es mir nicht schlecht geht ...

TH22: ... interessiert keinen.

KL22: ... interessiert Sie eigentlich nicht wirklich. Machen Sie das mal selbst. Wenn Sie Psychotherapeut sind, müssen Sie ja immer allen zuhören und immer so tun, als würden Sie einen verstehen und so, aber so richtig verstanden haben Sie mich wahrscheinlich vielleicht nicht so. Ich denk, dass das ... Also das, Herr Sachse, dass sag ich Ihnen direkt von Anfang an, also ich bin nicht einer von vielen! Ich möchte hier Zeit haben! Und ich möchte vor allem das Gefühl haben, dass Sie sich Zeit nehmen! Das ist mir ganz wichtig! Das hat die E. auch gesagt, auch das soll ich Ihnen noch mal sagen.

TH23: Was macht das eigentlich aus, Zeit zu haben, für Sie? Was bedeutet das? Es geht ja nicht um die Zeit, es geht um irgendetwas anderes.

KL23: Ja, es geht darum, dass ich das Gefühl hab ...

TH24: ... dass Sie wahrgenommen werden ...

KL24: Ja, dass ich das Gefühl hab ...

TH25: ... dass ich mich kümmere ...

KL25: ... äh, mh ... Sie sehen was los ist, mit mir, Sie sehen was, Sie sehen mich!

TH26: ... dass jemand erkennt, wer Sie sind, was in Ihnen vorgeht.

KL26: So was ... Das ging ja auch. Es war ja nicht ganz schlecht, die Stunde bei Ihnen. Als Sie dann anfingen, so auf die Uhr zu gucken und ich so dachte ... also ich bin ja eigentlich hin gekommen und hab auch gedacht, dass ich da schon auch ... ich hab ja schon in der zweiten Stunde angefangen, über mein Leben zu sprechen. Mein Leben! Das ist mir wirklich ganz schwer gefallen!

TH27: Das heißt, Sie haben da eigentlich schon Vertrauen gehabt!

KL27: Ja, hatte ich auch. Die erste Stunde war ja auch schön, ich hatte mich also wohl gefühlt, hängen ja auch schöne Bilder bei Ihnen, schöne beruhigende Bilder. Und da hab ich gedacht, na ja, so diese Angst ...

TH28: Ich kann mir vorstellen, dass das umso enttäuschender war, dass Sie dachten „Oh, Scheiße, es geht doch nicht"!

KL28: Genau. Ja, und das war auch ... und ich weiß jetzt auch ehrlich gesagt noch nicht ...

TH29: ... ob Sie das weitermachen können ...

KL29: ... ob ich das weitermachen kann, ja.

TH30: Aber das find ich wichtig, dass wir das klären. Das ich auch jetzt verstehe, was geht in Ihnen vor, was bewegt Sie, was passiert, was ist da eigentlich noch genau passiert. Damit wir auch eine Chance haben, weiter machen zu können. Weil mir wäre sehr daran gelegen, dass wir weitermachen können! Weil ich nämlich auch denke, wir können gut miteinander arbeiten und es tut mir auch leid, dass es so bei Ihnen angekommen ist und deshalb wäre ich auch sehr daran interessiert, das da noch mal genau zu klären. Was passiert da eigentlich genau in Ihnen? Sie sagten ja auch, das ist was, was eigentlich Ihnen auch in anderen Kontexten passieren kann, immer dann, wenn Sie den Eindruck haben, jemand hört Ihnen nicht zu, nimmt Sie nicht ernst. Was genau wird da ausgelöst? Das hat ja schon fast so ein einen Charakter von Verzweiflung.

KL30: Ja, ich hab immer das Gefühl, dass ich eigentlich nur nicht wirklich ... dass die anderen nicht sehen, was los ist mit mir. Dieser Arzt, ich hab jetzt schon ein paar gewechselt und ich gerate auch immer an die gleichen Ärzte! Die haben nie Zeit für mich, ich versteh das auch nicht! Die sind immer, die Ärzte, am Anfang haben die ganz viel Zeit, da sitzt man dann teilweise eine Stunde und denkt „Super-Arzt" und dann geh ich da aber so 3-4 mal hin die Woche und dann plötzlich haben die nicht mehr so viel Zeit! Und dann denk ich, siehst du, bist du wieder drauf rein gefallen! Du hast wieder gedacht, ich könnte vertrauen, das könnte klappen, und dann hab ich mich ein klein wenig geöffnet und schon wieder alles ...

TH31: Aber das scheint Sie ja massiv zu enttäuschen, wenn das nicht so klappt! Das würde ich gerne verstehen. Wie kommt es zu dieser ganz massiven Enttäuschung? Dass Sie sagen, Sie gehen raus und sind in einem ganz desolaten Zustand, dass Sie fast die Treppe nicht runter kommen. Also, es muss ja was ganz Massives in Ihnen auslösen! Was passiert da? Sie sind nicht nur enttäuscht, ... Ich hab das Gefühl, das trifft es gar nicht richtig, es kommt ja richtig heftig etwas hoch!

KL31: Ja, ich fühl mich auch richtig geärgert.

TH32: Geärgert?

KL32: Ja, wenn ich jetzt so darüber nachdenke, war ich eigentlich auch richtig ärgerlich.

TH33: Sie dachten, es steht Ihnen eigentlich aber auch zu. Das sollte Ihnen auch gegeben werden. Irgendwie ist das auch eine Frechheit, so von Ihrem Gefühl her, dass Sie das nicht bekommen.

KL33: Genau.

TH34: Und was macht den Ärger denn aus?

KL34: Ja, dass ich so dachte, erst kommen Sie mir so nett hier um die Ecke und tun so, als würden Sie sich für mich interessieren, und dann nutzen Sie mein Vertrauensvorschuss, den ich immer gebe, ganz eiskalt aus und servieren mich dann so ab. Und ich hab Sie ganz anders eingeschätzt!

TH35: Dass Sie das Gefühl haben, Sie können mir doch nicht vertrauen. Eigentlich ist es auch so wie ein Bluff. Sie empfinden das wie so einen Bluff.

KL35: Ja, so wie es sich eigentlich gehört. Man denkt, beim ersten Mal muss man auch so ein bisschen verständnisvoll sein oder wie auch immer, damit der Klient auch noch kommt, bin ja schließlich auch Privatversicherter, muss man ja den Kerl bewegen ... und dann beim zweiten Mal, ich weiß nicht, vielleicht ging's Ihnen ja auch nicht ... Ich hatte einfach das Gefühl irgendwie, Sie sind da mit Ihren Gedanken auch ganz woanders gewesen und das hat bei mir sofort was ausgelöst, was ich jetzt, wo ich es sage, so auch bei anderen Ärzten kenne. Dass ich dann sofort unsicher werde und das Gefühl habe „Scheiße, die haben mich eigentlich verarscht!"

TH36: Ja. Aber da sind ja so mehrere Gefühle drin: Ärger, Unsicherheit, Enttäuschung, ich finde das sind ja viele Aspekte, vielleicht können wir uns noch mal angucken, was da für Aspekte drin sind. Das ist ja nicht nur Ärger, irgendwie haben Sie das Gefühl, es ist eine massive Enttäuschung.

KL36: Genau.

TH37: Irgendwie haben Sie so einen Wunsch danach, gesehen zu werden, wahrgenommen zu werden und der wird enttäuscht. Und das macht auch ganz viel mit Ihnen. Das Gefühl von „Scheiße, da ist es wieder".

KL37: Ja.

TH38: Das ist ja so ein Gefühl „Scheiße, das passiert mir wieder!" Das heißt, es hört sich für mich so an, als würden Sie dieses Gefühl schon ziemlich lange kennen.

KL38: Ja, das hab ich ja nicht immer! Das ist jetzt ja nicht so, dass ich durch die Gegend renne ...

TH39: Das mein ich auch gar nicht. Aber trotzdem glaub ich, dass Sie das eigentlich schon relativ lange kennen.

KL39: Ja, ich hab manchmal so gedacht, warum gerat ich, auch so meine Ehe ... das ist auch so, dass ich das Gefühl hab, meine Frau, die ist jeden Abend weg und hat nie Zeit für mich und so ...

TH40: Da machen Sie eigentlich so eine ähnliche Erfahrung.

KL40: Ja, da mach ich so eine ähnliche Erfahrung. Wobei ich auch immer denke, ich gerate vielleicht auch immer an solche Leute! Ich bin auch ein Mensch, der schnell Vertrauen findet, mir vertrauen auch ganz viele Leute ganz vieles an und wenn ich dann halt auch mal irgendetwas möchte oder irgendetwas habe, dann wendet man sich von mir ab.

TH41: Haben Sie da so ein Gefühl von, das ist ungerecht?

KL41: Ja genau, das ist ungerecht. Ich investier auch, ich bin auch für den anderen da, aber krieg das nie zurück.

TH42: Sie kriegen es nie zurück, Sie machen ganz viel, gehen in Vorleistungen und kriegen Nichts zurück. Ich hab jetzt noch eine Frage eigentlich, ich weiß nicht, ob Sie die beantworten können: ob Sie das eigentlich in Ihrer Biographie schon kennen? Verstehen Sie, meine Erfahrung ist es, wenn man genau so eine Erfahrung macht als Erwachsener, dass man die eigentlich schon wahrscheinlich aus seiner Biographie kennt.

KL42: Ja, also meine Mutter, wenn ich nur an meine Mutter denke. Die hatte auch nie Zeit, war ja immer auch so krank und da musste ich mich immer so kümmern, und ich wurde ja nie gefragt! Nie wurde ich mal gefragt, was ich mal will. Wenn ich mal krank war, dann musste ich auf's Zimmer gehen.

TH43: Das heißt, Sie hatten eigentlich immer das Gefühl, Sie spielen keine Rolle, Sie sind nicht wichtig, Sie werden nicht wahrgenommen. Ihre Mutter ist immer wichtiger, die steht immer im Vordergrund.

KL43: Genau.

TH44: Und Sie kommen immer in der zweiten Reihe sozusagen.

KL44: Das mit dem wichtig sein, dass weiß ich gar nicht mal so richtig, ich will jetzt ja gar nicht auch immer wichtig sein.

TH45: Nein, ich mein auch nicht, dass Sie damals wichtig sein wollten. Meine Erfahrung ist, es ist ein Scheißgefühl, wenn man das Gefühl hat, man ist nicht wichtig! Und ich denke, man hat auch immer ein natürliches Bedürfnis danach, wichtig zu sein. Verstehen Sie, ich glaube es wirkt sich nicht gut aus, wenn man immer die Erfahrung macht, man ist nicht wichtig, man wird übersehen. Verstehen Sie, das kann sich nicht positiv auf jemanden auswirken, wenn man so eine Erfahrung macht!

KL45: Hab ich jetzt noch nicht drüber nachgedacht ...

TH46: Ja, dann wär's vielleicht ganz gut, dass Sie mal gucken, wie haben Sie Ihre Erfahrung damals erlebt und was haben Sie daraus gelernt?

KL46: Ja, dass meine Mutter halt irgendwie ... dass ich eigentlich nie das Gefühl hatte, die kommt jetzt mal auf mich zu, beachtet mich oder so ...

TH47: ... von sich aus.

KL47: Genau. Und ich musste dann immer, wenn die krank war, die hatte immer so schwer Migräne und solche Sachen und hat sich dann tagelang in ihr Zimmer eingeschlossen und ich musste dann immer alles Mögliche machen. Und ich wurde auch nie gefragt, ob ich das auch will, ich musste das dann machen. Wenn ich dann mal irgendwie krank war oder so was, dann hat sie immer irgendwie gesagt, stell dich nicht so an, reiß dich zusammen.

TH48: Aber das heißt, die Erfahrung, die Sie gemacht haben, wenn ich Sie richtig verstehe, ist: Ich als Person, meine Bedürfnisse spielen keine Rolle. Oder wie ich denke.

KL48: Ja, ja. Wenn Sie das jetzt so sagen.

TH49: Meine Bedürfnisse werden ignoriert.

6.2.2   Kommentar

KL1: Der Klient beginnt sofort mit einem „Frontalangriff" auf den Therapeuten („das war unverantwortlich"). Da der Therapeut hier schon die Hypothese hat, dass der Klient eine histrionische Störung aufweist, interpretiert er das Vorgehen des Klienten schon nach den ersten zwei Sätzen als *Test* und versucht, relativ früh zu unterbrechen, was ihm bei dem Redeschwall des Klienten aber nicht gelingt.

TH2: Der Therapeut reagiert hier „klassisch", indem er den Klienten als Erstes für die Kritik lobt. Dies ist deshalb günstig, weil er dem Klienten damit signalisiert, dass er den Klienten ernst nimmt und bereit ist, sich mit der Kritik auseinanderzusetzen. Ziel ist es, den Klienten wieder kooperativ zu machen und Therapeut und Klient die Gelegenheit zu geben, das Problem genau zu analysieren. Der Therapeut wird aber vom Klienten „abgewürgt".

TH3: In TH3 versucht der Therapeut Kontrolle über den Prozess zu gewinnen, indem er den Prozess, gemäß der Intention des Klienten, steuert. Dies ist auch wichtig, denn der Therapeut darf den Klienten nicht einfach „machen lassen".

KL4: Der Klient macht nun deutlich, worum es ihm eigentlich geht: Er hatte den Eindruck, in der letzten Therapiestunde nicht genügend Aufmerksamkeit vom Therapeuten zu erhalten; dies ist sehr wahrscheinlich auch die Ursache für diesen Test. Der Therapeut soll „auf Kurs gebracht" werden, was seine Beziehungsgestaltung dem Klienten gegenüber betrifft.

TH5: Der Therapeut nimmt die Vorwürfe des Klienten sehr ernst; er signalisiert, dass er diese versteht, bestätigt sie aber dem Klienten nicht. Indem er sagt: „Sie haben den Eindruck", macht er deutlich, dass er in allem *den Eindruck des Klienten nachvollzieht* und nicht, dass er die Sache genauso sieht wie der Klient. Der Therapeut hat nämlich nicht den Eindruck, dass er sich in der letzten Stunde falsch verhalten hat, also sagt er auch nicht, dass er sich falsch verhalten hat, aber er versteht, dass der Klient *diesen Eindruck* hat.

Außerdem macht der Therapeut deutlich,

* dass er dem Klienten aufmerksam zuhört,
* dass er den Klienten sehr ernst nimmt,
* dass er sich bemüht, den Klienten sehr genau zu verstehen, *und*
* dass er den Klienten nicht tadelt, abwertet oder kritisiert und
* dass er den Klienten auch nicht zurückweist.

Damit verhält sich der Therapeut (auch in den folgenden Sequenzen) in hohem Maße komplementär zur Motivebene des Klienten!

KL6: Dies wirkt dann auch: Der Redeschwall des Klienten stoppt (für den Moment!) und der Klient stimmt dem Therapeuten zu.

TH6 und TH7: Der Therapeut übernimmt hier schon in sehr hohem Maße die Prozesssteuerung. Er expliziert in TH6 eine Annahme des Klienten, die dieser so explizit nicht formuliert hat; der Klient macht in KL6 deutlich, dass er sich verstanden fühlt. In TH7 steuert der Therapeut dann das Thema an zu eruieren, warum genau das Verhalten des Therapeuten den Klienten aus der Fassung gebracht hat. Dies liegt an den Schemata und interaktionellen Zielen des Klienten.

TH9: Der Therapeut hält den Klienten, der abschweifen will, rigoros am Thema, aber so, dass der Klient dies akzeptieren kann, denn es geht weiterhin um Inhalte, die dem Klienten wichtig sind.

TH10: Der Therapeut macht wieder eine Explizierung: Er macht explizit deutlich, was der Klient mit KL9 nur implizit anspricht. *Durch Explizierungen macht der Therapeut sehr deutlich, <u>wie</u> genau und wie tief er den Klienten tatsächlich verstehen kann.* Dadurch kann sich der Klient dann außerordentlich verstanden fühlen. Damit nimmt dann auch der Ärger dem Therapeuten gegenüber ab und der Klient wird bereiter, auf *seine* Schemata einzugehen.

KL10: Den Effekt bemerkt man hier sehr deutlich. Der Klient geht aus dem Fokus, dem Therapeuten Fehler nachzuweisen und ihn damit „auf Kurs zu bringen" heraus und beginnt, über andere Erfahrungen zu sprechen.

TH11: Der Therapeut macht hier das zentrale Schema des Klienten explizit: „Ich bin nicht wichtig." Damit ist es dem Therapeuten gelungen, trotz einer schwierigen Interaktionssituation (oder: wegen einer sehr konstruktiven Nutzung eines Tests) bei einem sehr zentralen Thema zu sein!

KL11: Der Klient kann dies aber noch nicht völlig annehmen.

TH12: Daher greift der Therapeut dies noch mal, normalisierend, auf.

KL12: Der Klient schwenkt nun in die aktuelle Therapiesituation zurück. Damit muss man rechnen, denn der Klient war ja hochgradig darauf aus, dem Therapeuten „auf den Zahn zu fühlen" und wird erst nach mehreren Anläufen bereit sein, sich und seine Erfahrungen in den Fokus der Aufmerksamkeit zu nehmen.

TH13: Der Therapeut will nun auf Schemata des Klienten hinsteuern. Er will, dass der Klient sich fragt, warum genau sein (des Therapeuten) Verhalten ihn so aus der Fassung gebracht hat. Dazu will er erst einmal, dass der Klient erkennt, dass er *außerordentlich* stark aufgebracht war.

KL13: Das klappt auch (das klappt bei histrionischen Klienten immer!), der Klient macht deutlich, wie stark er irritiert war.

TH14: Nun „bindet der Therapeut den Sack zu": Er macht deutlich, dass man sich fragen kann, wieso dieses „harmlose" Therapeuten-Verhalten einen so immensen Effekt hat. Irgendwas muss dahinter stecken und man sollte eruieren, was.

KL15: Der Klient steigt auf diese Fragestellung noch nicht ein, sondern dreht nun einmal auf („mein ganzes Leben ging an mir vorbei"); mit solchen Effekten muss man als Therapeut ebenfalls rechnen, dann muss man straight am Ball bleiben.

TH19: Der Therapeut macht noch mal eine Explizierung („ich lass Sie hängen") an der man noch einmal eine vertiefende Fragen anknüpfen kann.

TH20: Und das tut der Therapeut dann auch: Er knüpft daran erneut die Frage an, was genau den Klienten so völlig aus der Fassung gebracht hat.

KL20: Der Klient versucht, dieser Frage auszuweichen.

TH21: Und wird vom Therapeuten sofort wieder „auf Spur gebracht".

KL22: Der Klient steigt nochmals aus der Klärung aus und geht den Therapeuten nun wieder direkt an. Für den Therapeuten bedeutet dies: „Das Ganze noch mal von vorn."

TH23: Der Therapeut nutzt aber die Inhalte sofort wieder, um erneut in eine Fragestellung einzusteigen. Der Klient hat keine Chance, „in den Orbit" zu entkommen.

KL23 bis TH26: Diese Sequenz ist bemerkenswert, da der Therapeut hier mehrfach dem Klienten ins Wort fällt, indem er den Satz des Klienten mit einer Explizierung weiterführt. Damit wird das Erleben des Klienten, wird eine zentrale Annahme des Klienten in sehr kurzer Zeit sehr deutlich.

KL26: Der Prozess wirkt bereits deutlich positiv auf den Klienten. Der Klient hat offenbar verstanden, dass der Therapeut sich kümmert, dem Klienten Aufmerksamkeit gibt usw.

TH30: Der Therapeut, der auch bemerkt, dass der Klient „weich wird", macht zur Unterstützung dieses Prozesses noch einmal eine explizite Aussage darüber, wie wichtig
ihm die Arbeit mit dem Klienten ist (diese Aussage ist authentisch und kommt wohl
auch so beim Klienten an). Der Therapeut macht auch deutlich, dass ihm „das Missver-
ständnis" leid tut und dass er es wirklich so nicht gemeint hat. Daraufhin wirft er aber
die Frage auf, was eigentlich den Klienten genau aus der Fassung gebracht hat, erneut
und hartnäckig.

KL30: Der Klient ändert nun seinen Fokus weg von dem „Problem" mit dem Therapeuten, hin zu anderen Erfahrungen ähnlicher Art. Damit öffnet er nun den Weg für eine
Klärung.

TH31: Der Therapeut greift nun, da die Situation zwischen Therapeut und Klient auf
der Beziehungsebene geklärt und entschärft ist, diese noch einmal auf, denn diese ist
die aktuellste Situation, an der man die Frage „was genau regt den Klienten so auf"
wahrscheinlich sehr gut klären kann und dann regt er den Klienten erneut zu einer
Klärung an.

KL31: Von diesem Statement an läuft dann ein Klärungsprozess ab. Der Klient „geht
den Therapeuten nicht mehr an", sondern arbeitet kooperativ mit dem Therapeuten zusammen an einer Bearbeitung der Fragestellung: „Was genau löst die Situation im
Klienten aus?"

TH39: Der Therapeut macht noch einmal deutlich, dass der Klient solche Probleme,
solche Situationen und solche Reaktionen schon lange kennt.

KL39: Und dies bestätigt der Klient. Damit besteht nun zwischen Therapeut und Klient
ein expliziter Konsens, dass die ganze Reaktion des Klienten dem Therapeuten gegenüber auf Problemaspekte des Klienten zurückgeht!

KL42: Der Klient steigt hier auch in Aspekte der Biographie ein und macht deutlich,
dass er solche Erfahrungen – keine Aufmerksamkeit bekommen, nicht gesehen werden
– schon aus seiner Biographie kennt.

7 Therapeutischer Umgang mit erfolglosen Histrionikern

In diesem Kapitel soll durch Transkripte der therapeutische Umgang mit erfolglosen Histrionikern demonstriert werden.

7.1 Das Transkript

Die Klientin ist zum Zeitpunkt der Therapie 56 Jahre alt, verwitwet, allein lebend, hat keine sozialen Kontakte, außer zu einem Pastor und war drei Monate in stationärer Behandlung wegen „Depressionen", die sich aber kaum gebessert haben. Wir haben sie schnell als „erfolglose Histrionikerin" diagnostiziert. Das Transkript stammt vom Beginn der dritten Therapiestunde. Der Therapeut (R.S.) verhält sich von Anfang an stark komplementär.

Th1: Ja, Frau G., woran wollen Sie heute arbeiten?

Kl1: Ja, da ist alles so turbulent bei mir und ich bin irgendwie total verwirrt und ich kann auch nicht mehr und (seufzen)

Th2: Sie haben das Gefühl, eigentlich können Sie nicht mehr. Wieso sind Sie so hoch belastet?

Kl2: Ja, es ist alles total schwer so. Da sind auch immer diese Gedanken, also die ähm. Ich hab immer Gedanken von früher, das ist jetzt vollkommen in Ordnung, das lässt mich dann in Ruhe, aber nein, das kommt immer wieder und ähm (seufzen).

Th3: Das lässt Sie nicht in Ruhe.

Kl3: Ja, das lässt mich nicht in Ruhe.

Th4: Hätten Sie so ein Gefühl von, das überkommt Sie? Sie können sich gar nicht wehren?

Kl4: Ja, auch jetzt schon, wenn ich darüber rede, dann wird mir schon ganz anders zumute. Also (seufzen).

Th5: Was heißt das, es wird Ihnen ganz anders?

Kl5: Ich hab immer das Gefühl, ich kann gar nichts machen, also. Oh, dann werde ich total hektisch.

Th6: Es ist eigentlich so ein Gefühl von „es verwirrt Sie eigentlich noch mehr". Je mehr Sie darüber nachdenken, desto verwirrter werden Sie.

Kl6: Ja, eigentlich will ich nur eine weiße Weste haben und ich will auch über keinen schlecht reden und ähm (seufzen).

Th7: Und Sie haben das Gefühl, Sie tun das oder Sie müssen das tun? Es drängt sich eigentlich auf?

Kl7: Ja, die Gedanken sind ja immer da.

Th8: Sie kriegen die gar nicht aus dem Kopf.

Kl8: Nee.

Th9: Und die Gedanken sind auch sehr unangenehm. Eigentlich belasten Sie die Gedanken sehr stark.

Kl9: Ja, ich will die gar nicht haben.

Th10: Aber Sie kriegen sie auch nicht aus dem Kopf?

Kl10: Nee, da sind immer diese Bilder und ähm, nee (seufzen, schluchzen).

Th11: Eigentlich so ein ganz starkes Gefühl, Sie sind dieser Situation eigentlich total ausgeliefert.

Kl11: Ja. (seufzen)

Th12: Aber eigentlich wollen Sie die nicht haben. Wenn ich Sie richtig verstehe, würden Sie gerne etwas finden, was Ihnen hilft.

Kl12: Ja, auch der Pastor hat mir schon viele Ratschläge gegeben. Aber es hat alles nichts geholfen, also nee (seufzen).

Th13: Das hat Ihnen auch nicht geholfen. Die Situation ist verdammt schwierig für Sie.

Kl13: Ja und dann noch, wenn ich an die Zukunft denke. Das wird immer alles viel schlimmer. Das ist fast schon wie Selbstmord, wenn ich da immer dran denken muss und so.

Th14: Ja, ja. Verstehe.

Kl14: Ja. (seufzen)

Th15: Sie haben das Gefühl, eigentlich, irgendwie machen Sie selbst was, das diesen Zustand verschlimmert. Obwohl Sie es nicht wollen.

Kl15: Jetzt bin ich ja noch Schuld an der ganzen Sache, also.

Th16: Nein, das würde ich nicht so sehen. Ich hab eher das Gefühl, dass Sie dann den Eindruck haben, Sie können auch gar nichts dagegen machen.

Kl16: Ja, das war ja schon immer so und vermutlich wird das auch immer so bleiben.

Th17: Aber Sie möchten eigentlich nicht, dass es so bleibt.

Kl17: Ich kann mir das gar nicht vorstellen.

Th18: Sie können sich im Augenblick nicht vorstellen, etwas zu verändern.

Kl18: Ich kenn es halt nur so.

Th19: Können Sie mal versuchen, sich das vorzustellen, wie das wäre, wenn die Gedanken nicht wären?

Kl19: Dann wäre alles anders.

Th20: Was wäre anders?

Kl20: Dann müsste ich mir nicht mehr so nen Kopf machen, hätte vielleicht für andere Dinge Zeit.

Th21: Mmh. Das heißt, Sie hätten für andere Dinge Zeit. Und das macht Ihnen ein gutes Gefühl? Dieses Gefühl von „Sie hätten für andere Dinge Zeit"?

Kl21: Ja, fühlt sich ganz gut an.

Th22: Das heißt, es wäre eigentlich sehr angenehm.

Kl22: Mmh.

Th23: Sie hätten den Kopf frei. Sie könnten andere Dinge tun. Hätten Sie ne Idee, was Sie gerne tun würden?

Kl23: Ach, das Leben genießen und mal ganz normal in den Gottesdienst gehen, mal ohne die Sorgen, dann könnte ich auch besser zuhören.

Th24: Mmh. Befreit von Sorgen sein. Das wäre ganz gut. Mmh.

Kl24: Ja. Endlich mal ne ganz weiße Weste haben.

Th25: Eine ganz weiße Weste haben? Das heißt? Sich gar nicht belastet fühlen?

Kl25: Nicht schuldig sein.

Th26: Nicht schuldig sein. Mmh. Sie fühlen sich häufig schuldig. Aber ich hab das Gefühl, gerade ist es Ihnen gelungen, die Gedanken etwas zur Seite zu stellen.

Kl26: Ja, irgendwie haben Sie mich so abgelenkt.

Th27: Das heißt, eigentlich geht's.

Kl27: Ja.

Th28: Wie ist denn das Gefühl, es geht eigentlich?

Kl28: Ist ein schönes Gefühl und es macht mich ein bisschen stolz.

Th29: Aber eigentlich zeigt es Ihnen auch, so hoffnungslos ist es gar nicht.

Kl29: Da haben Sie Recht. (Pause, ca. 2 sec) Obwohl da krieg ich auch Angst, also.

Th30: Angst? Wovor?

Kl30: Ja, dass mich dann keiner mehr sieht, oder.

Th31: Dass Sie dann keiner mehr sieht.

Kl31: Mmh.

Th32: Was meinen Sie damit, dass Sie keiner mehr sieht?

Kl32: Ja, jetzt hab ich ja immer einen Grund, zum Pastor in die Stunde zu gehen, weil ich hab ja viele Sorgen, dann kümmert er sich um mich. Sind die dann nicht mehr da, bin ich wieder alleine.

Th33: Ah ja, verstehe. Die Befürchtung, dann sind Sie wieder alleine. Dann haben Sie eigentlich keinen Grund mehr zu sagen, kümmere dich um mich. Das ist auch was, das Ihnen Angst macht, alleine zu sein.

Kl33: Mmh. Das macht mir Angst.

Th34: Das heißt, es wäre auch wichtig, dass wir einfach mal gucken, wie könnten Sie es schaffen, nicht allein zu sein. Was könnten Sie machen, damit Sie nicht völlig auf sich selbst gestellt sind?

Kl34: Andere Leute kennen lernen.

Th35: Andere Leute kennen lernen. Ist das denn im Augenblick schwierig, andere Leute kennen zu lernen?

Kl35: Ja, das geht gar nicht.

Th36: Geht gar nicht.

Kl36: Krieg ich immer so komische Reaktionen von den anderen. Die machen immer „ooh" (abfällige Betonung), wenn ich was erzähle oder gehen ganz schnell weg.

Th37: Das heißt, Sie haben so den Eindruck, dass die anderen genervt reagieren.

Kl37: Ja, und das macht mich richtig sauer.

Th38: Was denken Sie, warum die genervt reagieren?

Kl38: Na, weil ich ne Belastung bin.

Th39: Weil Sie eine Belastung sind. Das ist Ihr Eindruck.

Kl39: Ja, das krieg ich auch immer zu hören, ich soll nicht so rumjammern. Haben die anderen vielleicht auch Recht.

Th40: Das ist aber eigentlich auch sehr unangenehm, das zu hören.

Kl40: Ja und deswegen trau ich mich auf die anderen auch nicht mehr zu. Das geht nicht. Der Pastor ist anders, das weiß ich. Der hört mir zu, der nimmt sich Zeit.

Th41: Aber, wenn Sie auf irgendwen zugehen würden, ist da ne ganz starke Befürchtung, dann kriegen Sie wieder so ne Botschaft und das wäre ziemlich vernichtend.

Kl41: Ja, genau. Dann nehmen auch die Gedanken wieder so zu.

Th42: Mmh. Aber eigentlich haben Sie das Bedürfnis, eigentlich hätten Sie gerne Kontakt.

Kl42: Ja, ich bin ja ganz alleine und jemand zum Reden zu haben, wäre ganz schön.

Th43: Jemand zum Reden zu haben wäre schön. Und nur den Pastor zum Reden zu haben, reicht eigentlich auch nicht wirklich. Besser als nichts, aber eigentlich genügt es nicht.

Kl43: Ich weiß halt, das ist sein Job.

Th44: Aber sie hätten auch gerne jemanden, der sozusagen Interesse daran hat, mit Ihnen zu reden. Und nicht, dass es ein Job ist.

Kl44: Ja, der für mich da ist, mir zuhört.

Th45: Der für Sie da ist. Der Ihnen signalisiert, Sie sind ihm wichtig.

Kl45: Das wäre schön, ja.

Th46: Gibt es eine große Sehnsucht danach?

Kl46: Sehr groß.

Th47: Die Sehnsucht danach ist sehr groß und Sie hätten gern Kontakt. Aber auf der anderen Seite trauen Sie sich das auch nicht zu, hab ich den Eindruck.

Kl47: Ja.

Th48: Dass Sie die Befürchtung haben, ne, das kann ich nicht.

Kl48: So ein Gefühl von Engelchen und Teufelchen auf der Schulter.

Th49: Mmh. Inwiefern? Was sagen die?

Kl49: Ja, der Engel sagt vielleicht: Ach, es wäre doch ganz nett jetzt, wo du doch schon so lange ohne Mann bist, einen neuen Mann kennenzulernen. Aber dann die Ängste, die auf der anderen Seite sind, die sagen dann halt: Ne, das geht gar nicht. Dann wirst du wieder halt verletzt, indem die sagen: Ach, jammere hier nicht rum. Hören dir sowieso nicht zu.

Th50: Ah ja. Sie haben so einen Gedanken, man hört Ihnen eigentlich gar nicht zu. Und dann werden Sie wieder verletzt.

Kl50: Ja, wenn ich jammere.

Th51: Wenn Sie jammern. Eigentlich merken Sie, das Jammern tut Ihnen nicht gut. Aber Sie können nicht damit aufhören.

Kl51: Nein, kann ich nicht. Mir geht es ja wirklich schlecht. Und das muss ich ja dann sagen.

Th52: Das müssen Sie dann sagen, auch wenn Sie den Eindruck haben, das nervt andere.

Kl52: Ja, ich weiß, das nervt andere. Aber was soll ich denn machen? Es geht mir einfach schlecht.

Th53: Es geht Ihnen wirklich ganz schlecht und Sie möchten gerne, dass andere Ihnen zuhören, dass andere auch sehen, dass es Ihnen schlecht geht.

Kl53: Ja. (seufzt)

Th54: Und Sie wünschen sich, dass andere auf Sie eingehen und sich kümmern.

Kl54: Ja, aber das tut ja keiner! Es will keiner was mit mir zu tun haben!

Th55: Und dadurch geht es Ihnen dann noch schlechter: Sie wollen, dass man Ihnen zuhört, aber das tut keiner.

Kl55: Ja. (seufzt) Keiner ist da.

Th56: Das fühlt sich für Sie ganz schrecklich an, keiner ist da, keiner kümmert sich.

7.2 Kommentar

Wesentlich an dem therapeutischen Handeln ist es,

- der Klientin keinerlei inhaltlichen, therapeutischen Angebote zu machen, keine Programme oder Manuale, auch keine Explorationen o.a.;
- die Klientin in gar keiner Weise unter Druck zu setzen, nicht mit Interventionen, nicht damit, sie müsse sich ändern oder müsse „arbeiten" o.a.;
- in hohem Maße therapeutische Basisvariablen Empathie, Akzeptierung, Respekt und Loyalität zu realisieren;
- sich in hohem Maße zu der histrionischen Struktur komplementär zu verhalten;
- und „an der Kante des Möglichen" zu sein: Zu testen, wie weit die Klientin Interventionen von sich aus folgt und therapeutisch „mitgeht", sich aber, wenn die Kante des Möglichen erreicht ist, wieder völlig auf die Klientin einzustellen.

Kl1: Die Klientin setzt ihr massives Jammern aus den vorigen Stunden fort. Sie macht ihr Leiden deutlich und es ist klar, dass der Therapeut sich hier zu dieser Struktur hochgradig komplementär verhalten muss.

Th2: Das tut der Therapeut durchweg: Er nimmt die Klientin in ihrem (extremen) Leiden ernst und stellt dies an keiner Stelle irgendwie in Frage, bietet aber, wo es möglich erscheint, Klärung an.

Kl2-Th4: Die Klientin setzt dieses Verhalten fort und der Therapeut geht auf Basisvariablen-Niveau darauf ein. Er verschärft durch seine Fragen das Problem aber noch. Dadurch macht er der Klientin deutlich,

- dass er „dem Drachen ins Auge schauen kann" und dass die Klientin dies auch kann,
- dass er auch extrem belastenden Themen auf keinen Fall ausweicht,
- dass er die Klientin vollständig ernst nimmt und respektiert.

Th5: Wann immer es möglich erscheint, geht der Therapeut mit Fragen „an die Kante des Möglichen". Damit zeigt er aber gleichzeitig sein Interesse und dass es ihm wichtig ist, die Klientin genau zu verstehen.

Th6: Auch hier formuliert der Therapeut das Problem schärfer und deutlicher als die Klientin: Sinn ist, dass die Klientin nicht den Eindruck hat, der Therapeut würde das Ausmaß ihres Leidens nicht verstehen oder nicht akzeptieren; vielmehr erhält sie dadurch den Eindruck, dass sie nicht „kämpfen" muss, um vom Therapeuten gehört zu werden, ein Eindruck, den sie von vielen Interaktionspartnern gewonnen haben dürfte. Diese Erfahrung soll sich in der Therapie nicht wiederholen.

Kl6-Th11: Der Therapeut verhält sich weiterhin komplementär und verschärft auch weiterhin die Aussagen der Klientin.

Th12: Jetzt beginnt der Therapeut, die Ambivalenzen der Klientin zu verbalisieren. Auch wenn die Klientin dies nicht explizit äußert und bei ihrer Strategie auch nicht äußern kann, muss man doch davon ausgehen, dass sie ihren Zustand im Grunde nicht will. Sie weiß aber nicht, wie sie ihn verändern soll. Daher kann der Therapeut durchaus die positiven Tendenzen explizieren und sie damit salient machen und stärken.

Kl13: Dass die Klientin auf positive Aspekte des Therapeuten ihren Zustand erst mal wieder schlimmer darstellt, ist zu erwarten, ist aber nur eine Strategie, die den Therapeuten gar nicht beunruhigen muss: Die Klientin muss ja ihr Leiden demonstrieren, da sie noch nicht davon ausgehen kann, dass der Therapeut es ihr auch ohne Demonstration glaubt.

Th15: Und so fasst der Therapeut beide Aspekte zusammen: Der Zustand verschlimmert sich – obwohl die Klientin das eigentlich nicht will. Damit ist er komplementär, weicht aber nicht von seiner Strategie ab. Denn es ist wichtig, der Klientin positive Aspekte, Änderungsmöglichkeiten, Notwendigkeiten zur Änderung so bald wie möglich neben der Komplementarität nahezubringen (aber auch hier gibt es eine „Kante des Möglichen").

Th16: Der Therapeut nimmt zu der „Schuld" der Klientin sofort und eindeutig Stellung und blockiert damit dieses Thema und führt die Klientin stattdessen auf das Thema Hilflosigkeit zurück.

Th17: Dem Thema Hilflosigkeit setzt er dann aber die (angenommene!) Tendenz der Klientin zu einer Veränderung entgegen. Die Situation *erscheint* ihr zwar im Augenblick hoffnungslos, aber im Grunde ist sie das nicht!

Th19: Der Therapeut geht nun erneut an die Kante des Möglichen, indem er der Klientin ein Gedankenexperiment vorschlägt. Dies hätte auch scheitern können – was nicht schlimm gewesen wäre, dann hätte der Therapeut es später erneut versucht – was aber, zumindest ansatzweise, gelingt.

Kl20: Die Klientin lässt sich darauf ein zu prüfen, wie es ihr ginge, wenn sie die belastenden Gedanken nicht hätte.

Th23: Und deshalb führt der Therapeut hier den Gedanken weiter – er versucht damit den nächsten Schritt (und testet damit erneut die Kante des Möglichen).

Kl23: Die Klientin geht dann mit.

Kl24: Verlässt dann aber das Thema: Damit ist nun „die Kante des Möglichen" erreicht.

Th26: Der Therapeut möchte jedoch die Klientin noch einmal dazu veranlassen zu realisieren, dass sie es ja auch im Therapieprozess, jetzt gerade, schon geschafft hat, die Gedanken zur Seite zu stellen.

Th27: Um zu erkennen, dass es ihr offenbar prinzipiell möglich ist.

Kl28: Was die Klientin dann auch erkennt und akzeptiert.

Kl29: Und wieder geschieht das, was nach der Theorie auch zu erwarten ist: Nach einem kurzen positiven Augenblick muss die Klientin erneut ein „düsteres Thema" aufmachen.

Th31: Und natürlich geht der Therapeut nun darauf auch wieder ein. Das Thema ist jedoch inhaltlich relevant, denn es entspricht einem histrionischen Schema: Die Angst, nicht gesehen zu werden!

Kl32: Die Klientin erkennt deutlich, dass sie allein ist und dass sich alle Interaktionspartner von ihr abwenden – sie ist jedoch aufgrund ihrer Struktur noch nicht in der Lage, die richtigen Schlüsse (ihr eigenes Handeln zu überdenken!) daraus zu ziehen, sondern sie verarbeitet diese Erkenntnis wieder in Richtung Jammern.

Th33: Der Therapeut greift diese Befürchtung wieder empathisch auf, wobei er erneut „dem Drachen ins Auge sieht".

Th34: Dann regt der Therapeut wieder eine positive, konstruktive Perspektive an.

Kl35: Was die Klientin im Augenblick aber noch nicht mitmacht – das ist ok, denn „Kante des Möglichen" ist immer eine empirische Frage: Was ein Klient mitmacht, weiß ein Therapeut *dann und nur dann, wenn er es konkret testet!*

Kl36: Die Klientin wendet sich aber einem anderen wichtigen Aspekt zu: Den interaktionellen Kosten ihres Handelns.

Kl39: Erneut wird klar, dass die Klientin die Kosten erkennt und sogar erkennt, dass diese auf ihr Handeln zurückgehen, dass sie jedoch daraus noch keine therapeutisch sinnvollen Schlüsse ziehen kann – und das kann der Therapeut noch „nicht vom Zaun brechen"!

Th41: Daher geht der Therapeut zunächst wieder empathisch auf die Klientin ein. Er macht deutlich, dass er ihre Sichtweise versteht und akzeptiert.

Th42: Um dann jedoch erneut einen positiven Aspekt salient zu machen, nämlich das Bedürfnis der Klientin nach Kontakt.

Th46: Und den Aspekt der starken Sehnsucht der Klientin vertieft der Therapeut nun weiter. Im Grunde will die Klientin Kontakt, im Grunde will sie gesehen werden und wichtig sein. Damit bereitet der Therapeut es vor, der Klientin irgendwann deutlich zu machen,
- dass sie Kontakt will,
- dass sie durch ihr Verhalten aber keinen bekommt
- und dass es deshalb nötig ist, über alternatives Handeln nachzudenken.

Dies ist aber eine *langfristige* Strategie, die der Therapeut gut vorbereiten und immer wieder anbringen muss.

Kl49: Und dann macht die Klientin ihr Jammern selbst zum Thema.

Kl51: Und macht deutlich, dass sie nicht damit aufhören kann, weil es ihr ja so schlecht geht.

Th52: Wichtig ist hier, dass der Therapeut die Klientin *nicht* konfrontiert, denn der Therapeut verfügt hier *nicht* über ausreichenden Beziehungskredit! Wichtig ist, dass ein Therapeut hier immer erst einmal empathisch und akzeptierend reagiert!

Th53: Dann expliziert der Therapeut aber das Motiv: Die Klientin jammert, damit andere bemerken, dass es ihr schlecht geht.

Th54: Und dass sie sich dann wünscht, andere würden sich dann kümmern.

Th55: Und dann macht der Therapeut vorsichtig deutlich, dass diese Strategie verständlich ist, dass sie aber leider nicht funktioniert.

Literatur

Apt, C. & Hurlbert, D.F. (1994). The sexual attitudes, behavior, and relationships of women with histrionic personality disorder. *Journal of Sex & Marital Therapy, 20(2)*, 125-133.

Baer, R.A. (2003). Mindfulness Training as a Clinical Intervention: A Conceptual and Empirical Review. *Clinical Psychology, 10(2)*, 125-143.

Bagge, C.L. & Trull, T.J. (2003). DAPP-BQ: Factor structure and relations to personality disorder symptoms in a non-clinical sample. *Journal of Personality Disorders, 17(1)*, 19-32.

Baker, J.D., Capron, E.W. & Azorlosa, J. (1996). Family environment characteristics of persons with histrionic and dependent personality disorders. *Journal of Personality Disorders, 10(1)*, 82-87.

Barnow, S. (2008). Persönlichkeitsstörungen: Was versteht man darunter? In: S. Barnow (Hrsg.), *Persönlichkeitsstörungen: Ursachen und Behandlung*, 17-60. Bern: Huber.

Bartholomew, K. Kwong, M. J. & Hart, S. D. (2001). Attachment. In: W.J. Livesley (Ed.), *Handbook of personality disorders*, pp. 196-230. New York: Guilford Press.

Baumann, N. & Kuhl, J. (2003). Self-Infiltration: Confusing assigned tasks as self-selected in memory. *Personality and Social Psychology Bulletin, 29*, 487-497.

Beck, A.T., Freeman, A. & Davis, D.D. (2004). *Cognitive Therapy of Personality Disorders*. New York: Guilford.

Beckmann, J. (1997). *Alienation and Conformity*. Max-Planck-Institut für psychologische Forschung. München.

Beckmann, J. (2006). Konsequenzen der Entfremdung vom Selbst. In: R. Sachse & P. Schlebusch (Hrsg.), *Perspektiven Klärungsorientierter Psychotherapie*, 46-59. Lengerich: Pabst.

Berne, E. (1963). *The structure and dynamics of organizations and groups*. New York: Ballantine Books.

Bernstein, D.P., Cohen, P., Velez, C.N., Schab-Stone, M., Siever, L.J. & Shinsato, L. (1993). Prevalence and stability of the DSM-III-R personality disorders in a community-based survey of adolescents. *American Journal of Psychiatry, 150*, 1237-1243.

Bezirganian, S., Cohen, P. & Brook, J.S. (1993). The impact of mother-child interaction on the development of borderline personality disorder. *American Journal of Psychiatry, 150*, 1836-1842.

Blagar, P.S., Fowler, K.A. & Lilienfeld, S.O. (2007). Histrionic Personality Disorder. In: W. O'Donohue, K.A. Fowler & S.O. Lilienfeld (Eds.), *Personality Disorders*, 203-232. Los Angeles: Sage.

Blashfield, R.K. & Davis, R.T. (1993). Dependent and histrionic personality disorders. In P.B. Sutker & H.E. Adams (Eds.), *Comprehensive handbook of psychopathology*, pp. 395-409. New York: Plenum Press.

Boon, S. & Draijer, N. (1993). The differentiation of patients with MPD or DDNOS from patients with cluster B personality disorder. *Dissociation, 6*, 126-135.

Bornstein, R.F. (1998). Implicit and self-attributed dependency needs in dependent and histrionic personality disorders. *Journal of Personality Assessment, 71(1)*, 1-14.

Bornstein, R.F. (1999). Histrionic personality disorder, physical attractiveness, and social adjustment. *Journal of Psychopathology and Behavioral Assesment, 21(1)*, 79-94.

Breil, J. & Sachse, R. (2009). Ein-Personen-Rollenspiel (EPR). In: S. Fliegel & A. Kämmerer (Hrsg.), *Psychotherapeutische Schätze II*, 49-53. Tübingen: dgvt-Verlag.

Burgess, J.W. (1992). Neurocognitive impairment in dramativ personalities: Histrionic, narcissistic, borderline, and antisocial disorders. *Psychiatry Research, 42*, 283-290.

Chen, H., Cohen, P., Johnson, J.G., Kasen, S., Sneed, J. & Crawford, T.N. (2004). Adolescent personality disorders and conflict with romantic partners during the transition to adulthood. *Journal of Personality Disorders, 18(6)*, 507-525.

Cohen, B.J., Nestadt, G., Samuels, J.F., Romanowski, A.J., Mc Hugh, P.R. & Rabins, P.V. (1994). Personality disorder in later life: A community study. *British Journal of Psychiatry, 165*, 493-499.

Cohen, P. & Cohen, J. (1996). *Life values and adolescent mental health*. Mahaw, NJ: Erlbaum.

Corruble, E., Ginestet, D. & Guelfi, J.D. (1996). Comorbidity of personality disorders and unipolar major depression: A review. *Journal of Affective Disorders, 37*, 157-170.

Crawford, T.N., Cohen, P. & Brook, J.S. (2001). Dramatic-erratic personality disorder symptoms: I. Continuity from early adolescence into adulthood. *Journal of Personality Disorders, 15(4)*, 319-335.

Crawford, T.N. & Cohen, P.R. (2007). Histrionic personality disorder. In: A. Freeman & M.A. Reinecke (Eds.), *Personality disorders in childhood and adolescence*, 495-532. NJ: John Wiley & Sons Inc.

Derksen, J. (1995). *Personality disorders: Clinical & social perspectives*. New York: John Wiley & Sons.

Dyck, I.R., Phillips, K.A., Warshaw, M.G., Dolan, R.T., Shea, M.T., Stout, R.L., Massion, A.O., Zlotnick, C. & Keller, M.B. (2001). Patterns of personality pathology in patients with generalized anxiety disorder, panic disorder with and without agoraphobia, and social phobia. *Journal of Personality Disorders, 15,* 60-71.

Emmelkamp, P.M. & Kamphuis, J.H. (2007). *Personality Disorders*. Hove: Psychology Press.

Fasbender, J. (2009). Achtsamkeit in der Klärungsorientierten Psychotherapie. In: R. Sachse, J. Fasbender, J. Breil & O. Püschel (Hrsg.), *Grundlagen und Konzepte Klärungsorientierter Psychotherapie*, 202-231. Göttingen: Hogrefe.

Fiedler, P. (1998). *Persönlichkeitsstörungen*. Weinheim: Psychologie Verlags Union.

Flick, S.N., Roy-Byrne, P.P., Cowley, D.S., Shores, M.M. & Dunner, D.L. (1993). DSM-III-R personality in a mood and anxiety disorder clinic: Prevalence, comorbidity and clinical correlates. *Journal of Affective Disorders, 27,* 71-79.

Garno, J.L., Goldberg, J.F., Ramirez, P.M. & Ritzler, B.A. (2005). Bipolar disorder with comorbid Cluster B personality disorder features: Impact on suicidality. *Journal of Clinical Psychiatry, 66,* 339-345.

Gendlin, E.T. (1962). *Experiencing and the creation of meaning.* New York: The Free Press of Glencoe.

Grant, B.F., Hasin, D.S., Stinson, F.S., Dawson, D.A., Chou, S.P., Ruan, W.J. & Pickering, R.P. (2004). Prevalence, correlates and disability of personality disorders in the United States: Results from the National Epidemiologic Survey on Alcohol and related Conditions. *Journal of Clinical Psychiatry, 65,* 948-958.

Grawe, K. (1998). *Psychologische Therapie.* Göttingen: Hogrefe.

Hamburger, M.E., Lilienfeld, S.O. & Hogben, M. (1996). Psychopathy, gender and gender roles: Implications for antisocial and histrionic personality disorders. *Journal of Personality Disorders, 10,* 41-55.

Hayes, S.C. & Wilson, K.G. (2003). Mindfulness: Method and Process. *Clinical Psychology, 10 (2),* 161-165.

Heidenreich, T. & Michalak, J. (2003). Achtsamkeit („Mindfulness") als Therapieprinzip in Verhaltenstherapie und Verhaltensmedizin. *Verhaltenstherapie, 13,* 264-274.

Johnson, J.G. & Bornstein, R.F. (1992). Utility of the Personality Questionnaire-Revised in a nonclinical population. *Journal of Personality Dirsorders, 6,* 450-457.

Johnson, J.G., Bornstein, R.F. & Sherman, M.F. (1996). A modified scoring algorithm for the PDQ-R: Psychiatric symptomatology and substance use in adolescents with personality disorders. *Educational and Psychological Measurement, 56,* 76-89.

Johnson, J.G., Cohen, P., Kasen, S. & Brook, J.S. (2005). Personality disorder traits associated with risk for unipolar depression during middle adulthood. *Psychiatry Research, 136,* 113-121.

Johnson, J.G., Cohen, P., Kasen, S. & Brook, J.S. (2006). Personality disorders evident by early adulthood and risk for eating and weight problems during middle adulthood. *International Journal of Eating Disorders, 39,* 184-192.

Johnson, J.G., Cohen, P., Kasen, S., Skodol, A.E., Hamagami, F. & Brook, J.S. (2000). Age-related change in personality disorder trait levels between early adolescence and adulthood: A community-based longitudinal investigation. *Acta Psychiatrica Scandinavica, 102,* 265-275.

Joines, V.S. & Steward, J. (2008a). *Persönlichkeitsstile.* Paderborn: Junfermann.

Joines, V.S. & Steward, J. (2008b). *Therapeutische Arbeit mit Persönlichkeitsstilen.* Paderborn: Junfermann.

Kuhl, J. (1983a). *Motivation, Konflikt und Handlungskontrolle.* Berlin: Springer.

Kuhl, J. (1983b). Emotion, Kognition und Motivation: I. Auf dem Wege zu einer systemtheoretischen Betrachtung der Emotionsgenese. *Sprache und Kognition, 2(1),* 1-27.

Kuhl, J. (1983c). Emotion, Kognition und Motivation: II. Die funktionale Bedeutung der Emotionen für das problemlösende Denken und für das konkrete Handeln. *Sprache und Kognition, 2(4),* 228-253.

Kuhl, J. (1985). Volitional mediators of cognition-behavior consistency: Self-regulatory processes and action versus state orientation. In: J. Kuhl & J. Beckmann (Eds.), *Action control: From cognition to behavior*, 101-128. Heidelberg, New York: Springer.

Kuhl, J. (1992). A theory of self-regulation: A new theory for old applications. *Applied Psychology: An International Review, 41*, 97-129.

Kuhl, J. (1995). *Introjektion, Alienation und Grübeln: Von rationalen Motivationsmodelle zu EEG-Korrelaten volitionaler Hemmung.* Unveröffentlichtes Manuskript. Universität Osnabrück.

Kuhl, J. (1996). Wille und Freiheitserleben: Formen der Selbststeuerung. In: J. Kuhl & H. Heckhausen (Hrsg.), *Enzyklopädie der Psychologie: Motivation, Volition und Handlung* (Serie IV, Band 4, S. 665-765). Göttingen: Hogrefe.

Kuhl, J. (1998). Wille und Persönlichkeit: Von der Funktionsanalyse zur Aktivierungsdynamik psychischer Systeme. *Psychologische Rundschau, 49*, 61-77.

Kuhl, J. (2000). A functional-design approach to motivation and self-regulation: The dynamics of personality systems interactions. In: M. Boekaerts, P.R. Pintrich & M. Zeidner (Eds.), *Handbook of self-regulation*, 111-169. New York: Academic Press.

Kuhl, J. (2001). *Motivation und Persönlichkeit.* Göttingen: Hogrefe.

Kuhl, J. & Beckmann, J. (1994). Alienation: Ignoring one's preferences. In: J. Kuhl & J. Beckmann (Eds.), *Volition and Personality: Action versus state orientation*, 375-390. Göttingen: Hogrefe Publishing.

Kuhl, J. & Kaschel, R. (2004). Entfremdung als Krankheitsursache: Selbstregulation von Affekten und integrative Kompetenz. *Psychologische Rundschau, 55(2),* 61-71.

Kuhl, J. & Kazen, M. (1994). Self-discrimination and memory: State orientation and false self-ascription of assigned activities. *Journal of Personality and Social Psychology, 66,* 1103-1115.

Lilienfeld, S.O., van Valkenburg, C., Larntz, K. & Akiskal, H.S. (1986). The relationship of histrionic personality disorder to antisocial personality and somatization disorders. *American Journal of Psychiatry, 143*, 718-722.

Millon, T. (1994). Personality disorders. In: P.T. Costa & T.A. Widiger (Eds.), *Personality disorders and the five-factor model of personality.* Washington, DC: American Psychological Association.

Millon, T. (1996). *Disorders of Personality. DSM IV and Beyond.* New York: Wiley.

Millon, T. & Tringone, R. (1989). *Co-occurrence and diagnostic efficiency statistics.* Unpublished raw data.

Morey, L.C. (1988). A psychometric analysis of the DSM-III-R personality disorder criteria. *Journal of Personality Disorders, 2*, 109-124.

Nakash-Eisikovits, O., Dutra, L. & Westen, D. (2002). Relationship between attachment patterns and personality pathology in adolescents. *Journal of the American Academy of Child and Adolescent Psychiatry, 41*, 1111-1123.

Nestadt, G., Romanowski, A.J., Chalel, R. & Merchant, A. (1990). An epidemiological study of histrionic personality disorder. *Psychological Medicine, 20,* 413-422.

Pepper, C.M., Klein, D.N., Anderson, R.L., Riso, L.P., Ouimette, P.C. & Lizardi, H. (1995). DSM-III-R Axis II comorbidity in dysthymia and major depression. *American Journal of Psychiatry, 152,* 239-247.

Püschel, O. & Sachse, R. (2009). Eine motivationstheoretische Fundierung Klärungsorientierter Psychotherapie. In: R. Sachse, J. Fasbender, J. Breil & O. Püschel (Hrsg.), *Grundlagen und Konzepte Klärungsorientierter Psychotherapie*, 89-110. Göttingen: Hogrefe.

Reibel, D.K., Greeson, J.M., Brainard, G.C. & Rosenzweig, S. (2001). Mindfulness-based stress reduction and health-related quality of life in a heterogeneous patient population. *General Hospital Psychiatry, 23(4)*, 183-192.

Reich, J. (1987). Sex distribution of DSM-III personality disorders in psychiatric outpatients. *American Journal of Psychiatry, 144*, 181-187.

Rost, K.M., Akins, R.N., Brown, F.W. & Smith, G.R. (1992). The comorbidity of DSM-III personality disorders in somatization disorder. *General Hospital Psychiatry, 14(5)*, 322-326.

Sachse, R. (1983). Das Ein-Personen-Rollenspiel: Ein integratives Therapieverfahren. *Partnerberatung, 4*, 187-200.

Sachse, R. (1994). Veränderungsprozesse im Verlauf Klientenzentrierter Behandlung psychosomatischer Patienten. In: K. Pawlik (Hrsg.), 39. Kongress der Deutschen Gesellschaft für Psychologie, 601-602. Hamburg: Psychologisches Institut I der Universität Hamburg.

Sachse, R. (1999). *Persönlichkeitsstörungen. Psychotherapie dysfunktionaler Interaktionsstile*, 2. Auflage. Göttingen: Hogrefe.

Sachse, R. (2000). Perspektiven der therapeutischen Beziehungsgestaltung. In: M. Hermer (Hrsg.), *Psychotherapeutische Perspektiven am Beginn des 21. Jahrhunderts*, 157-176. Tübingen: dgvt-Verlag.

Sachse, R. (2001a). Persönlichkeitsstörung als Interaktionsstörung: Der Beitrag der Gesprächspsychotherapie zur Modellbildung und Intervention. *Psychotherapie, 5, 2*, 282-292.

Sachse, R. (2001b). *Psychologische Psychotherapie der Persönlichkeitsstörungen*. Göttingen: Hogrefe.

Sachse, R. (2002). *Histrionische und narzisstische Persönlichkeitsstörungen*. Göttingen: Hogrefe.

Sachse, R. (2003). *Klärungsorientierte Psychotherapie*. Göttingen: Hogrefe.

Sachse, R. (2004a). Histrionische und narzisstische Persönlichkeitsstörungen. In: R. Merod (Hrsg.), *Behandlung von Persönlichkeitsstörungen*, 357-404. Tübingen: dgvt-Verlag.

Sachse, R. (2004b). *Persönlichkeitsstörungen. Leitfaden für eine Psychologische Psychotherapie*. Göttingen: Hogrefe.

Sachse, R. (2004c). *Selbstverliebt – aber richtig*. Klett-Cotta.

Sachse, R. (2004d). Schwierige Interaktionssituationen im Psychotherapieprozess. In: W. Lutz, J. Kosfelder & J. Joormann (Hrsg.), *Misserfolge und Abbrüche in der Psychotherapie,* 123-144. Bern: Huber.

Sachse, R. (2005a). Was wirkt in der Behandlung von Persönlichkeitsstörungen? In: N. Saimeh (Hrsg.), *Was wirkt? Prävention – Behandlung – Rehabilitation*, 222-229. Bonn: Psychiatrie-Verlag.

Sachse, R. (2005b). Motivklärung durch Klärungsorientierte Psychotherapie. In: J. Kosfelder, J. Michalak, S. Vocks & U. Willutzki (Hrsg.), *Fortschritte der Psychotherapieforschung*, 217-231. Göttingen: Hogrefe.

Sachse, R. (2006a). *Persönlichkeitsstörungen verstehen – Zum Umgang mit schwierigen Klienten*. Bonn: Psychiatrie-Verlag.

Sachse, R. (2006b). *Psychologische Psychotherapie bei chronisch entzündlichen Darmerkrankungen*. Göttingen: Hogrefe.

Sachse, R. (2006c). Narzisstische Persönlichkeitsstörungen. *Psychotherapie, 11(2)*, 241-246.

Sachse, R. (2006d). *Therapeutische Beziehungsgestaltung*. Göttingen: Hogrefe.

Sachse, R. (2006e). Klärungsorientierte Psychotherapie. In: R. Sachse & P. Schlebusch (Hrsg.), *Perspektiven Klärungsorientierter Psychotherapie*, 15-45. Lengerich: Pabst.

Sachse, R. (2006f). Die Bearbeitung dysfunktionaler Schemata im Ein-Personen-Rollenspiel. In: R. Sachse & P. Schlebusch (Hrsg.), *Perspektiven Klärungsorientierter Psychotherapie*, 255-280. Lengerich: Pabst.

Sachse, R. (2007a). *Wie manipuliere ich meinen Partner – aber richtig*. Stuttgart: Klett-Cotta.

Sachse, R. (2007b). Therapie der narzisstischen und histrionischen Persönlichkeitsstörungen: Zwei Fallberichte. In: S. Barnow (Hrsg.), *Persönlichkeitsstörungen: Ursachen und Behandlungen*, 404-410. Bern: Huber.

Sachse, R. (2008a). Histrionische und narzisstische Persönlichkeitsstörung. In: M. Hermer & B. Röhrle (Hrsg.), *Handbuch der therapeutischen Beziehung*, Bd. 2, 1105-1125. Tübingen: dgvt-Verlag.

Sachse, R. (2008b). Klärungsprozesse in der Psychotherapie. In: J. Margraf & S. Schneider (Hrsg.), *Lehrbuch der Verhaltenstherapie*, 3. Auflage, 227-232. Berlin: Springer.

Sachse, R. (2009). *Wie ruiniere ich mein Leben – und zwar systematisch*. Stuttgart: Klett-Cotta.

Sachse, R. & Breil, J. (2011). Indikation zur Klärungsorientierten Psychotherapie. In: R. Sachse, J. Fasbender, J. Breil & M. Sachse (Hrsg.), *Perspektiven Klärungsorientierter Psychotherapie II*, 80-93. Lengerich: Pabst.

Sachse, R., Breil, J. & Fasbender, J. (2009). Beziehungsmotive und Schemata: Eine Heuristik. In: R. Sachse, J. Fasbender, J. Breil & O. Püschel (Hrsg.), *Grundlagen und Konzepte Klärungsorientierter Psychotherapie*, 66-88. Göttingen: Hogrefe.

Sachse, R. & Fasbender, J. (2010). Klärungsprozesse in der Psychotherapie. In: W. Lutz (Hrsg.), *Lehrbuch Psychotherapie*, 377-392. Bern: Huber.

Sachse, R., Fasbender, J. & Breil, J. (2009). Klärungsprozesse: Was soll im Therapieprozess geklärt werden? In: R. Sachse, J. Fasbender, J. Breil & O. Püschel (Hrsg.), *Grundlagen und Konzepte Klärungsorientierter Psychotherapie*, 36-64. Göttingen: Hogrefe.

Sachse, R., Fasbender, J., Breil, J. & Sachse, M. (2011). Bearbeitung von Schemata im Ein-Personen-Rollenspiel. In: R. Sachse, J. Fasbender, J. Breil & M. Sachse (Hrsg.), *Perspektiven Klärungsorientierter Psychotherapie II*, 184-204. Lengerich: Pabst.

Sachse, R., Fasbender, J. & Sachse, M. (2011). Die Bearbeitung von Vermeidung in der Klärungsorientierten Psychotherapie. In: R. Sachse, J. Fasbender, J. Breil & M. Sachse (Hrsg.), *Perspektiven Klärungsorientierter Psychotherapie II*, 156-183. Lengerich: Pabst.

Sachse, R., Püschel, O., Fasbender, J. & Breil, J. (2008). *Klärungsorientierte Schema-Bearbeitung – Dysfunktionale Schemata effektiv verändern.* Göttingen: Hogrefe.

Sachse, R. & Sachse, C. (2006). *Wie ruiniere ich meine Beziehung – aber endgültig?* 2. Auflage. Stuttgart: Klett-Cotta.

Sachse, R. & Sachse, M. (2011). Implikationsstrukturen: Verstehen, Modellbildung und therapeutische Explizierungen. In: R. Sachse, J. Fasbender, J. Breil & M. Sachse (Hrsg.), *Perspektiven Klärungsorientierter Psychotherapie II*, 94-172. Lengerich: Pabst.

Sachse, R., Sachse, M. & Fasbender, J. (2010). *Klärungsorientierte Psychotherapie bei Persönlichkeitsstörungen.* Göttingen: Hogrefe.

Sachse, R., Sachse, M. & Fasbender, J. (2011). *Klärungsorientierte Psychotherapie der narzisstischen Persönlichkeitsstörung.* Göttingen: Hogrefe.

Sachse, R. & Takens, R.J. (2003). *Klärungsprozesse in der Psychotherapie.* Göttingen: Hogrefe.

Scharmann, M. (1992). *Was stört an der Persönlichkeitsstörung?* Diplomarbeit, Ruhr-Universität Bochum.

Schotte, C., De Donker, D., Maes, M., Cluydts, R. & Cosyns, P. (1993). MMPI assessment of DSM-III-R histrionic personality disorder. *Journal of Personality Assessment, 60*, 500-510.

Seiverwright, H., Tyrer, P. & Johnson, T. (2002). Change in personality status in neurotic disorders. *Lancet, 359*, 9325.

Shapiro, S.L. & Schwartz, G.E. (2000). Intentional systemic mindfulness: an integrative model for self-regulation and health. *Advances in Mind-Body Medicine, 16(2)*, 128-134.

Shapiro, S.L., Schwartz, G.E. & Bonner, G. (1998). Effects of mindfulness-based stress reduction on medical and premedical students. *Journal of Behavioral Medicine, 21 (6)*, 581-599.

Slavney, P.R. (1978). The diagnosis of hysterical personality disorder: A study of attitudes. *Comprehensive Psychiatry, 19*, 501-507.

Slavney, P.R., Breitner, J.C.S. & Rabins, P.V. (1977). Variability of mood and hysterical traits in normal women. *Journal of Psychiatric Research, 13*, 155-160.

Slavney, P.R. & Rich, G. (1980). Variability of mood and the diagnosis of hysterical personality disorder. *British Journal of Psychiatry, 136*, 402-404.

Sprock, J. (2000). Gender-typed behavioral examples of histrionic personality disorder. *Journal of Psychopathology and Behavioral Assesment, 22(2)*, 107-122.

Standage, L., Bilsbury, C., Jain, S. & Smith, D. (1984). An investigation of role-taking in histrionic personalities. *Canadian Journal of Psychiatry, 137*, 937-940.

Stern, J., Murphy, M. & Bass, C. (1993). Personality disorders in patients with somatisation disorder. *British Journal of Psychiatry, 163*, 785-789.

Stone, M.H. (1993). *Abnormalities of Personality.* New York: Norton.

Stuart, S., Pfohl, B., Battoglia, M., Bellodi, L., Grove, W. & Cadoret, R. (1998). The cooccurence of DSM-III-R personality disorders. *Journal of Personality Disorders, 12(4)*, 302-315.

Süllwold, F. (1990). Zur Struktur der hypochondrischen und der hysteroiden Persönlichkeit. *Zeitschrift für experimentelle und angewandte Psychologie, 37(4)*, 642-659.

Zimmermann, M. & Coryell, W. (1989). DSM-III personality disorder diagnoses in a nonpatient sample. *Archives of General Psychiatry, 46*, 682-689.

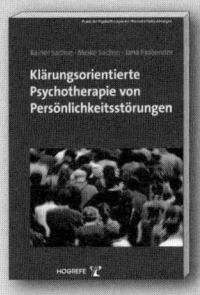
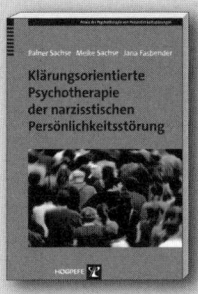
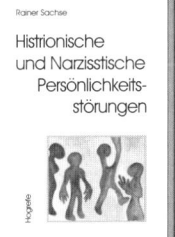
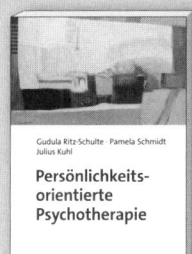
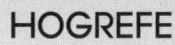

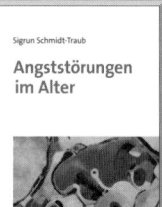
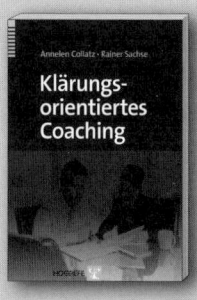
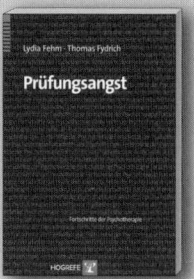
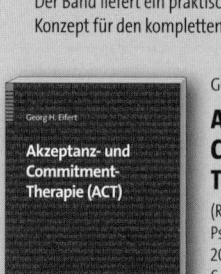
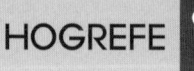